東洋医学を応用した
ストレスケアの実際

ストレス科学との連携と協働

津田 彰・本田 泰弘 編著

臨床指導ガイド

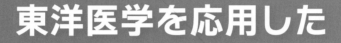
JN057252

錦 房

編　集

津田　彰　帝京科学大学・教授／本田　泰弘　九州看護福祉大学・教授

執　筆 （執筆順）

津田　彰　帝京科学大学医療科学研究科・教授

岡村　尚昌　久留米大学高次脳疾患研究所・准教授

田中　芳幸　京都橘大学健康科学部心理学科・准教授

伏島あゆみ　金沢工業大学基礎教育部修学基礎教育課程・講師

矢島　潤平　別府大学文学部人間関係学科・教授

堀内　聡　比治山大学現代文化学部社会臨床心理学科・准教授

村田　伸　京都橘大学大学院健康科学部理学療法学科・教授

津田　茂子　帝京科学大学医療科学部看護学科・教授

上田　幸彦　沖縄国際大学総合文化学部人間福祉学科・教授

本田　泰弘　九州看護福祉大学看護福祉学部鍼灸スポーツ学科・教授

新原　寿志　常葉大学健康プロデュース学部健康鍼灸学科・教授

鍋田　智之　森ノ宮医療大学保健医療学部鍼灸学科・教授

内野　勝郎　宝塚医療大学保健医療学部柔道整復学科・教授

今井　賢治　帝京平成大学ヒューマンケア学部鍼灸学科・教授

坂口　俊二　関西医療大学大学院保健医療学研究科・教授

松熊　秀明　森ノ宮医療大学保健医療学部鍼灸学科・准教授

山本　晃久　鈴鹿医療科学大学保健衛生学部鍼灸サイエンス学科・教授

角谷　英治　明治国際医療大学大学院鍼灸学研究科・教授

田口　玲奈　明治国際医療大学鍼灸学部鍼灸学科・講師

安野富美子　東京有明医療大学保健医療学部鍼灸学科・教授

有馬　義貴　常葉大学健康プロデュース学部健康鍼灸学科・教授

石丸　圭荘　了德寺大学健康科学部・教授

山本　恵子　九州看護福祉大学看護福祉学部看護学科・教授

王　財源　関西医療大学大学院保健医療学研究科・教授

金　ウィ淵　仁荷大学教育学科・兼任教授

樽本　修和　帝京平成大学ヒューマンケア学部柔道整復学科・教授

序

　今，わが国では，新型コロナ感染の脅威に晒され，パンデミックの収束が見通せない．社会の至る処ではストレスによる問題が噴出し，心身の不調を訴える人が増えている．ウイルスという直径約 100 nm（10 億分の 1 メートル）に過ぎない病原体の生物医学的問題が，私たちの心の平穏を揺るがし，ライフスタイルの変容を促す心理・行動学的問題に留まらず，経済に大打撃を与え，社会の既存の仕組みまで変化させる社会学的問題となっている．病気と健康の問題は，生物心理社会モデルに基づいて多面的に理解しないといけないことを如実に示している．

　本書は，心理学の立場からストレス科学の研究と実践を行ってきた研究仲間と，東洋医学の立場からストレス関連疾患の治療的実践を行っている研究仲間との協働作業として編まれた．西洋の学問体系（discipline）をルーツとする心理学の中で集積されてきたストレスに関する科学的知見と，東洋医学を応用したセルフケアの実際を同時に学べるテキストとして，他に類のない書籍と考える．このコロナ禍において，ストレスのセルフケアに関する知識の普及を図るための教育及び情報の提供を行っている点でも，時宜を得ている．本書が，専門学校や大学などで東洋医学を担う人材養成の支援に，また統合医療を目指す，西洋医学系の医療従事者の方々にいくばくかの貢献ができれば望外の喜びといえる．そしてなにより，ストレスのセルフケアを求める国民の心身の健康ニーズに応えられれば幸いである．

　良き書き手に恵まれ，出版が叶った．この場を借りて，無理な注文にも快く応じてくださった執筆者各位に改めて感謝申し上げる．執筆者のいずれもが，健康・医療，教育の領域において，すべての人々に健康とウェルビーイングをもたらすべく全力で日々の仕事に取り組んでいる方ばかりである．その篤き願いが行間から伝わっている．

　改めて今，なぜストレス科学，そして東洋医学を応用したストレスのセルフケアなのか？　本書の企画時期とほぼ同じくして，新型コロナウイルス感染症が世界中に大流行する．わが国では緊急事態宣言が繰り返し発令され，私たちの暮らしそのものが深刻な打撃を受け，先が見通せない事態に不安やストレスを抱える人々が増加している．

　そこで，簡易で，有効性が高く，合理的なストレス対策の推進が喫緊の課題となっている．この課題の解決に，東洋医学を応用したストレスへのセルフケアの社会実装化をストレス科学と連携して進めることが必要である．第一に，ストレス科学には，免疫力を高める予防医学の考え方や行動変容に向けたストレス対策とセルフケアに関する理論・実証的証拠が集積されている．第二に，東洋医学は何千年という歴史の中で，実践，検証され，体系化されてきた伝統医学であり，世界保健機関（WHO）が承認するグローバルな治療法として持続的な発展を遂げている．第三に，東洋医学はまた，セルフケアに求められる要件である．①簡易で，②誰もが容易に習得でき，③場所を選ばず日々の暮らしの中で，習慣的に毎日実行できる．第四に，欧米由来の自律訓練法，漸進的筋弛緩法などのセルフケアに加えて，東洋医学を応用したセルフケアがラインアップすることで，①有効性，②安全性，③経済性に優れた技法リストの選択が拡大する．第五に，with コロナから post コロナ時代に向けて，人々の意識が幸福感（ウェルビーイング）を追求し，人生の質（QOL）の

iv

維持向上をめざす積極的健康に向かっている．このため，病気予防と健康増進がよりよい生き方への道と認識され，個人が主体的に関係していくことの価値が高まっている．

　このように，現代のストレス科学の知見は人々のストレス対策に貢献し，発展して行くことが期待されている．このストレス理論と技術に加えて，社会実装化した新しい方法論である，東洋医学を応用したセルフケアとが連携することは，より実りあるストレスケア及びストレスマネジメントの新境地を開くものである．東洋医学のスキルがストレスのセルフケアとして，今後広く役立てられるため，本書が，統合（全人）医療を目指す医療従事者のための良きテキストになることを願っている．

　最後に，本書の出版にあたって，錦房の竹内大社長には大変お世話になりました．終尾ではありますが，ご尽力いただいたことに謝意を表します．

2021 年 5 月　コロナの収束を願って

編者　津田　彰・本田　泰弘

も　く　じ

第2章　東洋医学を応用したストレスケア

第1章　ストレス科学の基礎

はじめに

　筆者がストレスについて学び始めた頃（1970年前半），ストレス科学という学問体系（discipline）はなく，今ほどストレスの問題は注目されていなかった．ところが現在，社会の至る処にストレスが蔓延し，じつにいろいろな問題が噴出している．ストレス対策の必要性が叫ばれ，多様なストレスマネジメントの技法が巷に溢れかえっている．人々は溢れかえったストレス科学の情報と技法の波間の中で，戸惑い混乱をきわめている．書店の健康・医学書のコーナーの棚に並べられているカラフルな装丁の雑誌，インターネットの画面にポップアップされてくるストレスケアの広告バナーに示されたどの技法もきわめて説得力がある．それらを見れば，その新しい技法を使って実践したくなる．しかしながら，どのような人のどのようなストレスについて，どの程度，どのように有効なのか必ずしも明らかではない．

　本書では，真に実りある新しいストレスマネジメントの恩恵を求める人々のために，西洋のストレス科学的知見と東洋医学の知識と技術を融合した効果的なストレスケアの考え方と技法を系統的に明らかにすることを試みる．人間の本質，とりわけ感情や欲求などの心理的作用と生理的作用の有り様は，時代が変わっても基本的にはそう違わないだろう．東洋医学的見地からヘルスプロモーションの最前線で活躍されている実地医家の先生方より，暮らしの中に根づく東洋医学のストレスケアをいろいろ推奨していただき，温故知新として整理し直すことは，ストレスマネジメント技法のカオス的な現況の突破口となるに違いない．

第1節　ストレス科学におけるストレスとストレスケア

1. 現代社会とストレス科学

　わが国は急速に高齢社会となった．また，インターネット通信網の発達と情報機器端末の革新的開発と相まって加速度的に情報社会へと変貌を遂げた．そして現在，新型コロナウイルスのパンデミックに見舞われ，感染拡大防止のための新たな日常が模索され，ウイルスの感染脅威からの終息が見通せない状況が続いている．ストレスを，私たちの内的および外的環境への順応を脅かす適応的変化と考えれば，今まさにストレス科学の社会実験を私たちが被験者となって体験していると言っても過言ではない．

1）現代社会の特徴的変化

　現代社会における特徴的な現象と変化をキーワード的に列挙すれば，いずれもストレスという言葉で広く括ることができる．例えば，少子化，高齢化，介護負担，フレイル，いじめ，不登校，発達障害，ハラスメント，誹謗・中傷，自殺，貧困格差，長時間労働，非正規雇用，失業，コロナ

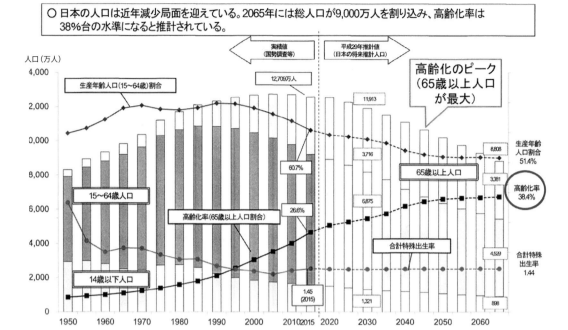

図1 人口の年次推移

禍, 外出自粛, 生活習慣病, メンタルヘルス, がん, IT 化, 人工知能 (AI), 過疎化と過密, 環境破壊, 自然災害, 社会的孤立, 孤独感, 自殺願望, ネット社会, SNS 疲れ, コミュニケーション不足, ゲーム依存等々, 枚挙にいとまがない.

以下, ストレスに関連したわが国の社会変動について簡単に要約する.

(1) 社会構造（人口, 疾病構造）の変化

出生率の低下と平均寿命の増加によって, 私たちの社会は世界に類を見ないほど少子高齢社会になった. 人口構造の変化は, 必然的に疾病構造の変化をもたらし, 医療費の高騰と老人介護の問題などの医療福祉のシステムを揺り動かしている（図1）.

(2) 国際化の進展

現在は新型コロナウイルスのパンデミックのため, 世界的に人の往来が途絶えているが, コロナ感染の流行前まで, 社会的・経済的に国や地域を超えて世界規模でその結びつきが深まり, 国家のグローバル化が起こっていた. これによって, 国のボーダーレス化が進み, 地球規模で人口移動が起こるとともに, 異文化間の摩擦と民族的対立が深まり, 各地で紛争の勃発, 先進国と開発途上国間の貧富の差が拡大している.

(3) 社会システムの 24 時間化

世界中がインターネットで繋がったことで, 24 時間の昼夜のサイクルが消失した. 例えば, 東京の株式市場の営業時間が終わる頃, 順次, 欧州, 北米の市場がオープンし, 翌朝, 東京市場の営業が始まる頃, 今度は欧米の市場が終わるといった具合に仕事はシームレスに持続する. まさしく, 仕事のオンとオフの生活リズムの切り替えが不透明になったことに由来する睡眠-覚醒時間の

変調である.

(4) 職場環境の激変

コンピュータとロボット，AIの導入を背景にした産業構造の変化によって職場環境が激変した. 労働内容が変化し，人間–機械システムへの新たな対応と非正規雇用の拡大が起こった. 産業化の成熟は同時に，生活環境の破壊や都市化による過密と過疎，地域に根ざした支援ネットワークの脆弱化と人間関係の希薄化，外国人労働者の流入をもたらした.

(5) 顕著な女性の社会進出

女性の社会進出は，家庭のみならず，職場や地域のシステムの変化を促がすとともに，女性の自立を可能にした. この影響は，ジェンダー（心理・社会的な性差）の意識化や離婚率の増加，家に残された子どもの教育，家庭問題などにも現れている.

2）現代社会におけるストレス科学としてのストレス問題

これらの変化は，21世紀における必然的な発展の方向といえるが，そのスピードと広がりが，私たちの人間生活にマイナスの影響をもたらしている. 江原（1992）[2]によると，人類文明の進化図式の軸に沿って人類誕生の全歴史を100メートルの長さに換算して見ると，第2次世界大戦から現在までは，100メートルの中の1ミリちょっとしかない. しかも，わずか1ミリちょっとの中で，社会は今，凄まじい勢いを持って社会的変貌を遂げている. その変化のスピードが半端ないことが実感できる.

一方，私たちの身体は自然の中で暮らしていた約4.5万年前の旧石器時代から少しも進化していない. 大量の情報が一度にやってきても，私たちの体の中の神経を伝わる信号のスピードが早くなっているわけではない. 相変わらず大昔のままで反応しなくてはならない. 旧石器時代には合目的であった猛獣などの外敵や厳しい環境変動に対するストレス反応も，現代社会ではストレスの原因が心理的なものへと質的に異なっているために，かえって害になることの方が多い. とすると，このような急激な変化に順応できずに，そこに大きな無理が生じて，いろいろな適応障害が起こってきても不思議ではない（津田・古賀・津田，2004）[19]. 現代社会におけるストレス問題は，社会の異常なまでの加速性と変化，複雑化による予測不可能性と対処不可能性の産物に他ならない. 今や，ストレス問題は心理学や医学の領域のみならず，経済学，社会学や人間学とも関連して，きわめて学際的になっており，ストレス科学として多くの意義と役割を示唆している.

(1) 生涯発達的視点からストレスをとらえる

各生涯発達の段階で，ストレスに関連する問題や病気で悩む人が増加している. 例えば，児童・生徒の不登校やいじめ，若者の自殺願望と無力感，中高年世代の社会的引きこもり，老年世代の認知症などの「心と身体の不健康」として，さまざまな態様で認められている（図2）.

(2) 研究対象としてストレスを考える

ストレスはまた，いろいろな疾患の基礎的な病態に大きな影響を及ぼす. 例えば，ストレスが突然死や過労死の発症の引き金になるとか，ウイルスに感染しやすくさせるなどの研究が進展している（田中・津田，2021））[8]. とくに最近は，免疫系が中枢神経系と双方向的に調節しあっていることが示されている. また，ストレスはうつ病や心身症，神経症などの発症メカニズムの解明，ひいてはその治療法や予防法，アセスメント法の開発にとって大切なテーマとなる（岡村・津田，2020））[13].

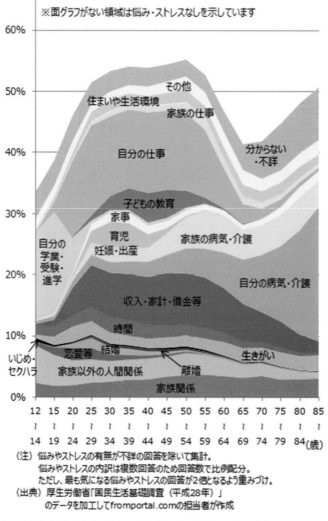

図2 厚生労働省白書.「国民生活基礎調査（平成 28 年)」

(3) 心身相関のメカニズムの解明につながる

　第2節（p.11）で詳述されるように，ストレス状況下では，不安や怒り，抑うつなどの情動反応が典型的に見られる．そこで，情動の形成と発現にかかわる生物学的基礎過程を理解するために，あるいは心身相関のメカニズムの解明に向けて，ストレスの認知と情動との関係や，情動反応とその他の心理行動的変化との関係を探ることが重要な課題となる（津田・片柳・矢島，1997)）[21]．

(4) 心身の健康の維持と増進を図る契機となる

　日本人の約70%は現在，がんと心臓病，脳卒中のいずれかの生活習慣病で亡くなっている．ストレスはこれら病気の代表的なリスクファクターである．病気の1次予防という点で，健康増進を

図るためには，日常生活におけるストレスの管理が重要である（津田・小林，印刷中）[30]．

(5) 国の健康施策の根拠を示す

　厚生労働省が近年取り組んでいる「ヘルスプロモーション」や「健康日本21」の施策は，家庭，地域，学校，職域での具体的なストレスへの取り組みを先導する．例えば，厚労省のホームページの「みんなのメンタルヘルスのサイト」（https://www.mhlm.go.jp/kokoro/index.html）を参照．

2.　ストレスとは

　ここまで，ストレス（stress）の明確な定義なく述べてきた．ストレスは学術用語であるが，すっかり日常用語として定着している．身体的および心理的負担（あるいは要求，苦悩，脅威など）となるような原因（刺激や状況などの要因）に対して，「新型コロナストレス」とか「仕事ストレス」とかと言った具合に，いろいろな言葉を敷衍させてさまざまに使われている．

　また，これらのストレスで私たちの心身に生じる結果（反応，変化，影響など）について，「ストレスがたまった」とか「大きい」，「強い」といった具合に，量的または質的にさまざま表現している．これらに対して，「ストレス解消にカラオケでも」とか「試験はストレスだ」という具合に，ストレスを原因（刺激）と結果（反応）のいずれと見て使っているのか判然としない場合もある．ことほどさように，ストレスの用語法は，各人各様で異なっており，混乱を極めている．

1)「ストレス」と名づけられた現象のストレス科学的理解

　今日的な意味でのストレス科学的研究は Selye（1936）に始まることは周知のことである．しかしながら，Hippocrates（460-375 BC）はすでに紀元前，「身体を，正常な状態に復帰させようと努める，身体内部の闘争（ポノス）」について言及している．澤田（2020）[14]によれば，「ストレス」という用語は苦痛や苦悩を意味する「distress」が詰まって，中世の時代には存在していたようである（オックスフォード英語辞典）．その後，工学，建築学系の領域で，物体に加わる力を「stress」として，その歪みを「strain」として使用されてきた．19 世紀の後半，Bernard は生体には内部環境を一定の状態に維持しようとする能力があることを述べ，20 世紀前半には Cannon（1932）が Bernard の概念をホメオスタシス（恒常性）と名づけ，情動興奮などによって喚起された自律神経系（とくに交感神経系）を介した生体変化（闘争-逃走反応）を「ストレス」とよび，心身相関の現象の礎となった．

(1) ストレスの生理学的概念

　Selye（1936）は Cannon の研究をもとに，内分泌系の生体変化を中心に数多くの動物実験を繰り返して，ストレスの生理学的現象を「ストレス学説」として体系化した．彼は，電撃や拘束，卵巣のエキス，ホルマリンといった種類の異なる様々な外部刺激をラットに負荷した時，胃潰瘍の発症と胸腺の萎縮，副腎の肥大が共通して起こることに気づき，これら 3 大徴候を中心とする全身性の生理的反応を汎適応症候群（General Adaptation Syndrome, GAS）として，またその特徴的な経時的変化を警告期，抵抗期，疲憊期の 3 つの段階に区分した．生体の非特異的な全身性の変化をストレス反応として，これらの反応を生じさせる刺激をストレッサー（ストレス作用因）として，これらの一連の過程をストレスと定義した．なお，詳細なストレスの生理的反応の機序は，第 2 節（p.11）を参照されたい．

(2) ストレスの心理学的概念

　Selye は，動物を対象にしてストレス反応の研究を進めたが，人間にとって何がストレスとなり，それはどのようにして客観的に評価できるかという試みは 1960 年代後半から始まった．Homes & Rahe（1967）[15] は，日常生活の中で，大きな変化を引き起こすような出来事（life events）の体験（たとえば，配偶者の死や結婚など）が病気の発症と関連することを明らかにした．彼らは，出来事の衝撃の程度を再適応に要するエネルギー量とみなし，これをストレッサーと考えてストレス値（life change unit, LCU）に換算した．彼らが開発した再適応評定尺度によれば，もっともストレスフルな出来事は「配偶者の死」（LCU 100 点）である．また，「結婚」のような好ましい出来事も，変化をもたらすという点で，LCU のストレス値は 50 点となっている．一般的に，1 年間の LCU 値が 300 点を越えると，3 年以内に重大な病気に罹るリスクを高めることが分かっている．

　しかしすぐに，ライフイベンツの体験が好ましいものか，好ましくないものかで，その後のストレス反応が大きく異なるという反論が相次いだ．むしろ，ストレスの心身への影響はライフイベンツのような人生上の大きな変化よりも，日々の暮らしの中で慢性的に持続し，蓄積される些細な苛

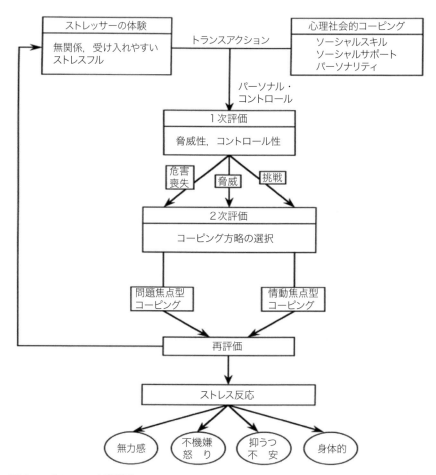

図3　ストレスの心理学的モデル

立ち事（例えば，人間関係，家事，育児，近隣の騒音，多忙など）と結びついているストレッサーの方が，ストレス反応に及ぼす影響は大であるという報告が多い（林，1993）[4]．そしてまた，その出来事にどのように対処（コーピング）し，コントロールできたかによって，ストレスが決定される．そこで，ストレスを「自己の対処能力を超えた過大な負担」とするパーソナル・コントロールの有無を重視する考え方が提唱された（Steptoe & Appel, 1989）[7]．

今日，ストレスの特性（主観的で，相対的なもの）をもっともよく説明できる理論が，Lazarus & Folkman（1984）[12] によって提唱された心理学的概念にもとづくトランスアクショナル（transactional）・モデルである（次節の項 p.15 を参照）．彼らは，ストレスを「たんなる反応でもなく，それを引き起こす刺激でもなく，生体と環境との相互作用の中で，ストレスフルなものとして認知（評価）された関係性とそれに対抗しようとする一連の意識的な努力（コーピング）の過程」と考える（図3）．このモデルでは，ストレスを引き起こす条件は必ずしも絶対的なものではなく，ストレッサーとしての環境からの要請と個人が有するコーピング資源との間の不均衡から生じることを強調する．

トランスアクショナル・モデル以降，ストレッサーとストレス反応との間に介在するさまざまな要因（たとえば，ストレスの認知的評価，コーピング，パーソナリティ，ソーシャルサポートといった，いわゆる心理的ストレス過程に関わる媒介要因あるいは調整要因）についての研究が盛んになっている（津田・大矢・丹野，2013）[22]．近年では，トランスアクショナル・モデルに基づき，ストレッサーの経験からストレス反応の表出までの過程をモデル化し，共分散構造分析によりその妥当性を検討する研究が数多く行われている（Horiuchi et al., 2018）[9]．共分散構造分析では，相関分析と異なり，説明変数間の連関的方向性も考慮に入れることができるため，因果関係をより詳細に検討することが可能である．ストレスマネジメントなどのストレスケアの実施には，効果的な作用点に働きかけることが大切であり，相関的な現象理解にとどまらないこのような研究が大切となる．

2) ストレスと健康−病気の結果との関連性に関するストレス科学の主要な理論

ストレスの問題は，心と身体の関係についての心身相関および心身一如の現象を理解したり，医療的介入を実践したりする上で，基本的かつ重要な問題となる．いかに心と身体は統合されるのか，またそれらの関係はどのようなものかなどを扱ったストレス科学の理論がこれまでいろいろ提唱されている．

(1) ストレス科学の心身医学的モデル

このモデルは，ストレスの本質的現象である次のような命題に答えるために発展してきた．「なぜストレスは特定の人だけに問題を引き起こすのか」（強度差の問題）．「なぜストレスはメンタルヘルスのみならず，行動的（身体的）健康を脅かすのか」（特異性の問題）．

A．身体脆弱性理論（図4 A）：ストレスによって生じる特定の心理生理的障害は，ストレスに応答する生体の特定器官の脆弱性（活動の過大と過少）が原因と考える．脆弱性の要因として，遺伝的負因，幼少期の病気体験などによる素因形成がある．例えば，車のパンクは，タイヤの最も弱く薄くなった箇所で起こるという具合である．この現象は，心身医学では器官選択として広く知られている．

B．特異反応理論（図4 B）：ストレスに対する反応の仕方には，先天的な遺伝的素因のみなら

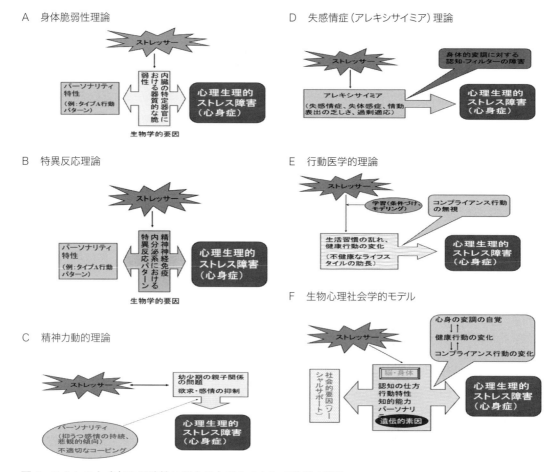

A　身体脆弱性理論

D　失感情症(アレキシサイミア)理論

B　特異反応理論

E　行動医学的理論

C　精神力動的理論

F　生物心理社会学的モデル

図4　ストレスと病気の関連性に関する主要なストレス科学の理論

ず，学習，習慣に起因する後天的な獲得性要因に由来する個人差が認められる．最も頻回に強く応答した身体組織が，後に心理生理的障害が起こる候補部位となる．例えば，いつもストレスによって胃酸を多量に分泌している人ほど，胃潰瘍になりやすいなどである．

　C．精神力動的理論（図4 C）：抑圧など自我が脅威にさらされた時，人は自分の心が傷つかないように無意識裡に防衛機制を発動させる．例えば，敵対心の衝動を抑圧していると，怒りの感情が交感神経系の持続的な活性化状態をもたらし，ひいては高血圧症の原因として身体化してくると考える．

　D．失感情症（アレキシサイミヤ）理論（図4 D）：Sifneos（1973）[17]は，心身症（筋緊張頭痛，気管支喘息，バセドウ病など）患者にある特徴的なパーソナリティ傾向が認められることを明らかにした．すなわち，心的葛藤などをうまく言語化できないこと，感情表現できないこと，自分の心身の不調に気づけないこと，他者とのコミュニケーションが下手なために，身体症状として病態化するまで変調を表現できない等の特徴である．

　(2) ストレス科学の行動科学的モデル

　このモデルは，今日の医療における基本的理念を反映して，ストレス関連疾患を行動の問題とし

て，また総合的かつ全人的に考える．

　　E.　行動医学的理論（図 4 E）：ストレスのために不健康なライフスタイル（行動習慣）が形成され，これらの不摂生の繰り返しが行動上の問題となって，いわゆる生活習慣病が発症する．例えば，健康を損ねるリスクとなる運動，栄養，睡眠習慣が未病状態を招き，動脈硬化症や内分泌代謝の異常といった慢性的な心理生理的ストレス障害を発症する．

　　F.　生物心理社会学的理論（図 4 F）：ストレスと健康−病気の結果との関連性について，人の心と身体と社会という 3 つの枠組みの中で理解するモデルである．すなわち，これらの関連性を分子レベルから地域レベルまで多次元的，多面的かつ力動的に総合的理解を試みる．例えば，心筋梗塞といった冠動脈心疾患の発作エピソードについて，タイプ A 型行動パターンとよばれるパーソナリティ特性（敵意，時間切迫感，高い目標志向など）をはじめ，冠動脈の閉塞，痛みへの対処，症状認知，緊急時対応，社会的支援などの罹患性要因と抵抗性要因とのバランスで考える（Friedman, 1996）[8]．

3.　持続可能なストレスケアとしてのストレスマネジメントの構築に向けて

　　東洋医学的アプローチによるストレスマネジメントのポテンシャルは高いにもかかわらず，社会にまだ十分にその有効性と効果性が認知されているとは言い難い．欧米の方法論にもとづいたストレス科学の知識と技術の 80 年近くの集積に，いかに東洋医学的アプローチの有用性を統合，融合できるか．現場のニーズにさらに応えるために，ストレス科学的視点から東洋医学的アプローチのストレス軽減，健康と幸福に及ぼす効果を実証することが求められている（本田，2018）[6]．これまで，東洋医学は事例中心的な治療活動が中心であったことより，このような発想はまだ一般的でない．しかしひとたび，東洋医学的アプローチの有効性が科学的に示されれば，学術的なお墨付きが得られ，国民に信頼性をもって広く浸透することが期待できる（Horiuchi et al., 2015, 2018）[8,9]．ストレスマネジメントに関する多様な情報と技法の氾濫が意味するものは，ストレスケアへの人々の願いに他ならない．

　　しかしながら，ストレスマネジメントへの東洋医学的アプローチの適用が，どこまで人々の願いを叶えているのかについて考えると，いろいろ課題も出てくる．東洋医学的アプローチは補完・代替療法として世界的に認識されるようになってきたとはいえ，まだまだ広く浸透しているとは言えない．ストレスマネジメントとしてのセルフケアとなると，日常生活での定着性や継続性という点で説得のある知見はない．どのような技法がどの程度，どのような問題を抱えた人にどのように有効なのか，検証なしには正確に答えられない．このストレスフルな時代に，私たちがまだ知らないこと，解決に向けてしなければいけないこと，できることは何か．科学的根拠にもとづいた東洋医学的アプローチの有効性について，専門家による社会に向けてのハイインパクトな情報発信と心理教育の努力が求められている（Honda et al., 2013）[7]．

　　例えば，東洋医学的アプローチによるストレスマネジメントの構築を目指して，正しい情報と技法を選別し，それを適切に提供するとともに，その効果を吟味し，それらの知見をデータベース化し，それを必要とする多くの人々が活用できるシステムづくりが求められている．そのためにも，ストレスマネジメント実践家を支援する学術的，職能的なインフラストラクチャーの整備と持続可能な高度職業人の人材養成のシステム構築が急がれる．
　　　　　　　　　　　　　　　　　　　　　　　　　　　　　　　　　　　　　（津田　彰）

文献

1) Cannon, W.B. The Wisdom of the Body. Norton: New York. 1932.

2) 江原昭善：人類の自己矛盾と現代社会のストレス，ストレス科学．1992；7：8-12.

3) Friedman, M.：Type A Behavior. Plenum Press New York, 1996.（本明　寛・佐々木雄二・野口京子共訳：タイプ A 行動の診断と治療，金子書房：東京，2001.）

4) 林　峻一郎：ストレスの肖像，中公新書：東京，1991.

5) Holmes, T.H. & Rahe, R.H.：The social readjustment rating scale. *Psychosomatic Medicine*. 1967；11：213-218.

6) 本田泰弘：鍼灸医学を応用した経絡指圧メニューによるストレスケア，久留米大学博士学位論文，2018.

7) Honda, Y., Tsuda, A., Horiuchi, S., Aoki, S.：Baseline anxiety level as efficacy moderator for self-administered acupressure for anxiety reduction. *International Journal of Prevention & Treatment*, 2013；2(3)：41-45.

8) Horiuchi, S., Tsuda, A., Honda, Y., Kobayashi, H., Naruse, M., & Tsuchiygaito, A.：Mood changes by self-administered acupressure in Japanese college students: A randomized controlled trial. *Global Journal of Health Science*. 2015；7(4)：40-44.

9) Horiuchi, S., Tsuda, A., Yoneda, K., & Aoki, S.：Mediating effects of perceived stress on the relationship of positivity with negative and positive affect. *Psychology Research & Behavioral Management*. 2018；11：299-303.

10) 国立社会保障・人口問題研究所：日本の将来推計人口（総務省国勢調査平成 29 年），2017.

11) 厚生労働省：国民生活基礎調査（平成 28 年）．厚生白書令和 2 年，2020.

12) Lazarus, R.S. & Folkman, S.：Stress, Appraisal and Coping. Springer. 1984.（本明　寛・間宮　武・監：ストレスの心理学．実務教育出版：東京，1991.）

13) 岡村尚昌・津田　彰：中枢ノルアドレナリンの最終代謝産物である 3-methoxy-4-hydroxyphenyle-thyleneglycol（MHPG）の唾液ストレスマーカーとしての有用性．化学と生物，2020；58(5)：288-293.

14) 澤田幸展：人は囚われてこそ―囚われで読み解く現代社会そして瞑想―，柏艪舎：札幌，2020.

15) Selye, H.：A syndrome produced by diverse nocuous agents. *Nature*, 1936；138：32.

16) Sifneos, P.E.：The prevalence of "alexithymic" characteristics in psychosomatic patients. *Psychotherapy & psychosomatics*, 1973；22：255-262.

17) Steptoe, A. & Appels, A.（Eds.）：Stress, Personal Control and Health. John Wiley & Wiley: New York, 1989.（津田　彰・監訳：ストレス，健康とパーソナル・コントロール．二瓶社：大阪，1995.）

18) 田中芳幸・津田　彰：ストレスの心理学と生理学．丹野義彦（編）：健康・医療心理学，遠見書房：東京．2021；29-41.

19) 津田　彰・古賀章子・津田茂子：ストレスと心身医学の理論．楡木満生・松原達哉（共編）臨床心理面接演習．培風館：東京，2004；97-116.

20) 津田　彰・小林〈仁位〉百雲子（印刷中）：健康・医療心理学，内山伊知郎・松田英子（共編）：公認心理師対策全科，金芳堂：京都.

21) 津田　彰・片柳弘司・矢島潤平：心身相関の基礎―心理生物学的過程としてのストレス―．心療内科．1997；1(2)：87-94.

22) 津田　彰・大矢幸弘・丹野義彦：臨床ストレス心理学．東京大学出版会：東京，2013.

第2節　ストレスが体に与える影響

1. 生体に影響を与えるメカニズム

1）生体のストレス反応

　外界からの様々な刺激（ストレッサー）は，まず大脳皮質で知覚され，大脳辺縁系を経由して視床下部に伝えられた後，次の2つの経路に分かれることが知られている（**図5**）．1つは，交感神経-副腎髄質（sympatho-adrenal medullar：SAM）系であり，ノルアドレナリンやクロモグラニン，アミラーゼを分泌する．もう一方は下垂体-副腎皮質（hypothalamus-pituitary-adrenal：HPA）

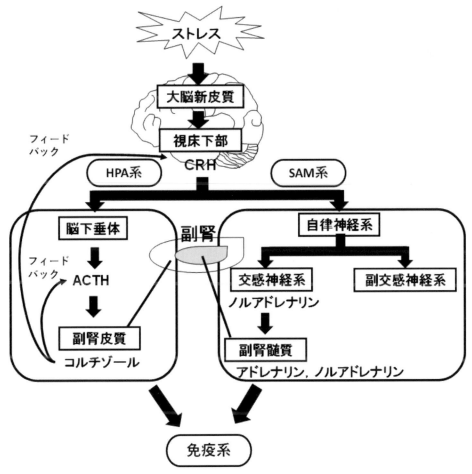

図5　生体のストレス反応
　　　CRH：副腎皮質刺激ホルモン放出ホルモン（corticotropin-releasing hormone）
　　　ACTH：副腎皮質刺激ホルモン（adrenocorticotropic hormone）

系であり，コルチゾールやデヒドロエピアンドロステロン（dehydroepiandrosterone：DHEA）
などを分泌する．これに免疫系の調節機能も加わり，心身のバランスを保つホメオスタシスが維持
されている．

　SAM 系の亢進や活性化により血圧や心拍，発汗，覚醒，呼吸数，血糖値などが上昇し，逆に消
化活動が抑制される．これらの変化は，生体がストレッサーに対処できるように作用する．すなわ
ち，ストレッサーによって引き起こされた怒り・恐怖などの緊急事態に対して生体が適応するため
の合目的な反応となる．しかし，近年ではノルアドレナリンやアドレナリンなどのカテコールアミ
ンの増加は，社会的あるいは精神的な脅威によって特異的に惹起されていると考えられている[1,2]．
さらに，SAM 系の影響を受けながら拮抗して働く交感神経と副交感神経からなる自律神経系
（autonomic nervous system：ANS）も生体の恒常性（ホメオスタシス）を維持するために重要な
役割を担っている．しかしながら，長期にわたってストレス状態に陥ると ANS のバランスが崩
れ，脳や生体内の臓器によるエネルギー産生や供給が適切に機能しなくなる．その結果として，倦
怠感，頭痛，動悸，不眠，便秘・下痢，頻尿，耳鳴り，手足のしびれ等の身体症状や，落ち込みや
あせり，感情の起伏が激しくなる等の精神症状が現れる．

　一方，HPA 系が活性化されると糖新生・血糖値を上昇，消化活動や免疫を抑制，炎症を抑制
（糖新生の増加）させる等，生体がストレッサーに対処できるよう作用する．また，情動や記憶・
学習に関与する扁桃体と視床下部の過剰な活性化によって生じる HPA 系の変調は，不安や緊張，
落ち込みなどの心理的不調や精神疾患にも関連する．視床下部，海馬，下垂体にはコルチゾール受
容体があり，コルチゾールの分泌が促進されるとネガティブフィードバックされ分泌量が調整され
ると同時に，ストレス刺激が過剰に加わらないよう制御される．SAM 系と HPA 系の働きは免疫
系の活動に重要な影響を与える．

　これら 3 つの系に直接・間接的に関与する精神神経内分泌免疫学（Psychoneuroendocrino-
immunology：PNEI）的指標は，ストレッサーの強度，または長期・短期的なストレス事態に対し
て，反応がダイナミックに変化することからストレスマーカーとも呼ばれる．ストレス研究で用い
られる PNEI 指標は，血液，尿や唾液などの生体サンプルから測定が可能である．さらに，その反
応過程は心理社会的要因によって修飾されるため，ストレス状況下における心身の変調を理解する
には，PNEI 指標と同時に主観的反応（例えば気分の評価など）を測定し，その関連性を明らかに
することが重要である．

2) ストレスと PNEI

　心理学の分野，特に生理心理学や健康心理学の領域で用いられる PNEI 指標の多くは，尿や血液
のみならず唾液からも測定可能である．ここでは，ヒトを対象として PNEI 指標を用いた代表的な
ストレス研究を提示し，ストレスが生体に与える影響を概説する．

　ヒトを対象としたストレス研究は，ストレッサーの違いにより急性ストレスモデルか慢性ストレ
スモデルに分類される．急性ストレス（実験室型）モデルでは，ストレッサーとして運動負荷やス
ピーチ課題，問題解決課題などが用いられ，比較的短時間のストレスの影響が調べられている．一
方，慢性ストレス（実生活型）モデルでは，単位試験，介護，仕事など慢性的な日常生活の中で体
験されるストレッサーの影響が調べられている[3]．

　実験室型モデルの急性ストレス状態では，ストレスホルモンとして知られているコルチゾールが

上昇するのに加えて，血中ノルアドレナリンおよび中枢ノルアドレナリンの最終代謝産物であり，不安，緊張状態を鋭敏に反映する唾液中 3-methoxy-4-hydroxyphenylglychol（MHPG）濃度も上昇する．また，体液性免疫物質のひとつであり，ストレスや健康に関連する客観的指標として知られている分泌型免疫グロブリン A（secretary immunoglobulin A：s-IgA）抗体産生量やナチュラルキラー（natural killer：NK）細胞活動の亢進も認められる．さらに，炎症性サイトカイン（炎症を促進する機能をもつサイトカイン）であるインターロイキン 6（Interleukin-6：IL-6）なども急性ストレスにより一過性に増加する．これら PNEI 指標の反応性は人種，乳がんリスクの有無，自閉スペクトラム症の子どもの有無などによって顕著に異なることも報告されている．以上の知見は，急性ストレスに対する生体反応に個人の心理社会的要因が介在していることを示唆している．

　慢性ストレスでは，ノルアドレナリンおよび MHPG，コルチゾールの上昇，s-IgA 抗体産生量および NK 細胞の低下が認められる．また，認知症者の家族介護者や，うつ病患者では IL-6 などの炎症性サイトカインが上昇していることが報告されている．さらに，炎症反応が起きているときに炎症性サイトカイン，特に IL-6 が肝臓に作用することで生成される蛋白質である C 反応性蛋白（C-reactive protein：CRP）は，抑うつや不安感情が高い個人で上昇していることや，収入や教育歴といった社会・経済的地位や社会的孤立などと関連することが報告されている[4,5]．

　これらの結果をまとめると，急性ストレス状況下では，生体防御のために一時的に SAM 系，HPA 系，免疫系のいずれの機能も一過性に賦活される．これは，ストレッサーによって引き起こされた怒り・恐怖などの緊急事態に対する生体の変化もしくは緊急反応であり，生体が適応するための合目的な反応であると思われる．しかしながら，ストレス強度が高いと考えられるコントロール不能事態では s-IgA や IL-6 が上昇し，逆に NK 細胞活性が低下もしくは変動しないという免疫指標間における反応の解離が報告されている[6]．これは，急性ストレス状況下における免疫系の反応は一方向に変化するのではなく，ストレッサーの種類や状況，個人の認知的評価の違いによって，免疫指標間の反応性が異なることを示している．

　一方，慢性的なストレス状況下では，SAM 系と HPA 系は急性ストレス反応と同様の変化を示すが，免疫系では抑制（s-IgA 抗体産生量および NK 細胞の低下）が認められる．これらの知見は，慢性ストレス条件下での長期的なコルチゾールとノルアドレナリンの過剰分泌が免疫細胞の活動性を抑制し，その結果としてウイルスや細菌による感染症や心身症をはじめとするストレス関連障害につながることを示唆している．さらに，認知症の配偶者の介護者や，うつ病患者では炎症性サイトカインや CRP が上昇していることから，慢性ストレス状態が肥満や高血圧，冠状動脈性心臓病，糖尿病，動脈硬化などの疾病につながると考えられている．　　　　　（岡村尚昌）

文献

1) Cohen S. Doyle WJ. Baum A.：Socioeconomic Status Is Associated With Stress Hormones. *Psychosom. Med.* 2006；68：414-20.

2) Mausbach BT. Ancoli-Israel S. von Känel R. et al.：Sleep Disturbance. Norepinephrine. and D-Dimer Are All Related in Elderly Care-givers of People With Alzheimer Disease. *Sleep*. 2006；29：1347-52.

3) 岡村尚昌，三原健吾，矢島潤平，津田　彰：心理社会的ストレスの精神神経内分泌免疫学的アプローチ．ストレス科学．2014；29：29-44.

4) Kiecolt-Glaser. JK. Preacher KJ. MacCallum RC. et al.：Chronic stress and age-related increases in the

proinflammatory cytokine IL-6. *P.N.A.S.* 2003；100：9090-95.
5）Raison CL. Capuron L. Miller AH.：Cytokines sing the blues：inflammation and the pathogenesis of depression. *Trends Immunol.* 2006；27：24-31.
6）大平英樹：ストレスの精神神経免疫学的研究―最近の研究動向と将来の展開―．ストレス科学. 2001；16：16-28.

2. ストレス反応

　ストレス状況下では，内分泌系，自律神経系，免疫系といった生体内の経路を介しつつ，心身に様々な変化が現れる．ストレス反応とはこの変化の総称であり，刺激や環境（ストレッサー：stressor）と個人の心や身体との相互作用的な交渉によって生ずるものである[1]．ストレスやその反応（stress response）というと個人の心身に健康障害や種々の症状を生じさせる悪者として捉えがちであるが，この考えは改めるべきであろう．特に本書が企図するストレスケア，そのセルフケアにとっては，生体が刺激（環境）に適応しようとする努力の過程全般がストレスであり，その過程で生ずる心身の変化（刺激への抵抗など）がストレス反応であることを認識しておきたい．

1）心身に生ずる様々なストレス反応

　ストレス反応，つまりストレス下で生ずる心身の変化は多岐にわたるが，情動や認知-行動といった心理的な変化と，生理的な変化とに大別して整理されることが多い．

（1）情動的ストレス反応

　ストレス反応として捉えられがちなネガティブな情動の代表として，不安や抑うつ，怒りや悲しみなどがある．喜びや活気などといったポジティブな情動が喚起されにくくなることもある．

（2）認知-行動的ストレス反応

　ストレッサーの影響は認知面や行動面にも波及して，情報処理能力が損なわれたり物事への意欲が減退したりする．同時にまた，物事に対して否定的になったり，混乱した思考状態や過覚醒状態に陥ったり，行動が消極的になったり，自暴自棄的な破滅的行動も起こしやすくなる．

（3）生理的ストレス反応

　以上に同期する生理的システムの影響を受けて，頭痛や関節痛，消化器系や循環器系など全身に波及しうる不調といった，様々な生理的ストレス反応が生じる．

　これらの変化がないことをもって良しとするストレスケアの方向性にしたがえば，例えば生体内の恒常性（homeostasis）が一過性にでも崩れることを避けることが目的となる．20世紀末にかけたストレス研究でアロスタシス（allostatis）概念が整うにつれて，ケアの実践においてもその目的（実際上は，目的というよりも説明の仕方）を見直す必要性が生じている．アロスタシス概念では，ストレスへの生体適応に安定性をもたせるための生理生物学的な調整が体内の複数の生理系で行われること，および，その状態を変化させることを強調する[1]．

　つまり状況に応じて，その状況に適したストレス反応（アロスタシス反応）を適切に生ずることこそがストレスケアの目的になり得る．過剰に反応してしまうことやその過剰反応が持続してしまうことは勿論のこと，適切な適応的ストレス反応が生じなかったり，生じても生体の疲弊により早

期に止まってしまったりすることで長期的かつ健康被害的なストレス反応の状態（強いアロスタティック負荷［allostatic load］の状態）に陥ることになる[2]. 「緊張場面ではドキドキしても良い」や「そこまで悲しいなら泣けば良い（泣いて当然）」でなく，「ドキドキして（交感神経系が賦活されて）その場に対応する方が良い」「泣いた方が（泣けた方が）良い」という考え方になりそうである.

2) ストレス反応と心理的過程

ストレスの生理的過程については，前項で詳述された. もう一方の心理的過程を明示するものとして，ストレスに関するトランスアクショナル・モデルが提唱されている[3]（**図3**）. 殊に心を有する人においては，ストレッサーがあれば（強ければ）ストレス反応が現れる（強まる）という単純な因果関係にはなりえない. 置かれた環境や刺激（ストレッサー）をどのように認知して，どう対処するのかによって，心身への影響（ストレス反応）が異なってくる.

ストレッサーとなりうる事態に遭遇したとき，人は3つの段階で認知的評価（cognitive appraisal）を行う. その段階ごとの評価に基づいてストレス対処（コーピング：stress coping）を行うが，これらの評価や対処がうまく機能しないとストレス反応が生じたり持続したりする. ストレッサー事態に遭遇する前から遭遇中にかけた個人の様々な心理社会生物的な要因（コーピング資源）が，この評価と対処の過程に関わっており，その要因を特定して強めることはストレスケアの一例である.

(1) 認知的評価

ある事態に遭遇すると，はじめにその状況が自分にとって無関係であるか重要な意味を持つのかという一次評価が行われる. 自分に実際的な危害を及ぼしたり，損害が想定される脅威であったりというように評価すると，その事態がストレッサーとして機能しはじめる. 置かれた状況を挑戦の対象として評価することもある. 重要な事物や他者の喪失だという認知は，事態に対するストレスフルな評価であり，ストレス反応を生じやすい. 他方，無関係であるとか受け入れやすい事態だと評価すると，その状況はストレッサーとして機能しにくい. 一次評価の後，ストレッサーとして機能しはじめた状況に対処できるのか，できるのであればどう対処するのかという二次評価が行われる. 対処後の自らが行ったコーピングに対する再評価の段階もある.

(2) コーピング

二次評価に基づいて，人は種々の認知的ならびに行動的な努力（コーピング）を行う. 大別すると，ストレッサーそのものを変えようとする問題焦点型コーピングと，ストレッサーにより喚起された不快な情動を変化させようとする情動焦点型コーピングがある. これらのコーピングを積極的方略と捉え，消極的方略として回避・逃避型コーピングを加えた3大別とする研究も散見される[4]. 問題からは逃げずに立ち向かうのが良いとする東洋的文化圏では，状況から逃げたり一時的にでも忘れたりしようとする回避・逃避型や情動焦点型のコーピングは忌避されがちかもしれない. しかしながら，いつまでも解決の糸口が見えない状況で問題焦点型の対処のみを試み続け，ストレス反応の増悪を導くことの弊害も認識しておきたい.

以上の過程の最後に，うまくコーピングできたかの再評価がなされ，ストレス反応の結果が決まる. うまく解決できたと認知すれば，ストレス反応は消失する. まだ解決していないと判断するとストレス-コーピングの過程が繰り返されることとなり，その繰り返しが無力感や疲弊といった悪

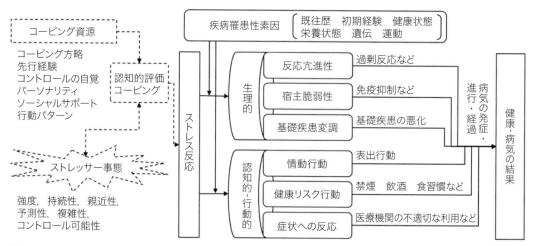

図6　ストレス-コーピングの病気罹患性モデル（津田，2011を改変）

影響をもたらすこともある．いずれにせよ，認知的評価とコーピング，そして事態との相互作用的かつ循環的な交渉において，心理的や生理的な様々なストレス反応が生じることになる．

3) ストレス反応と健康-病気の結果

　ストレス下での心身の変化は，それが長期的に持続したり強度であったりすることによって，個人に各種の健康障害や疾病を引き起こす．ストレッサーとなりうる事態と個人が有するコーピング資源を礎とした認知的評価やコーピングとの相互作用的な交渉というストレス-コーピング過程から生じたストレス反応は，生理的経路と認知-行動的経路の2つのルートを経て健康-病気の結果を左右する[5]．この一連の過程は，ストレス-コーピング病気罹患性モデルとして体系化されている[6]（図6）

(1) 生理的経路

　生理的ストレス反応が直接的に生体へ影響する過程を明示するのが，生理的経路の各プロセスである．まず反応亢進性のプロセスでは，生理的ストレス反応として特定の内分泌系，自律神経系，免疫系などの諸器官が過剰に活性化または抑制化されることにより，脳も含めた生体内の臓器に負荷がかかり様々な症状を呈する．次の宿主脆弱性のプロセスでは，ストレスによる全身の免疫抵抗力の低下などの影響を受けて，各種疾患や健康障害へ罹患しやすくなる．すでに基礎疾患を有している個人では，基礎疾患変調プロセスが影響して，その疾患に関わる器官へストレスが直接的に作用して症状を悪化させる．

(2) 認知的-行動的経路

　心理的ストレス反応，特に認知-行動的ストレス反応が健康-病気の結果を左右する3つのプロセスは，認知的-行動的経路としてまとめられる．生理的経路の各プロセスに比せば，こちらの経路に属する各プロセスは自らでコントロールしやすく，本書が主眼とするストレスのセルフケアにて注目すべき経路である．まず情動行動のプロセスでは，怒りや悲しみなどの情動に関連する行動が過度に表出されたり抑圧されたりする影響を介して，様々な心身の症状が発現しやすくなる．このような情動行動のコントロール法を身につけることは，ストレスケアの一例である．またストレス

下では，喫煙や飲酒，暴飲暴食や減食などの健康リスク行動が，誤った対処法として用いられがちとなる．ストレスに伴う症状の自覚にとらわれて医療機関を訪ね歩いたり，逆に症状を無視することで取り返しのつかない状態にまで悪化してしまったり等，医療機関の不適切な利用も起こりやすい．健康教育などを適切に実施して，認知的−行動的経路を介したストレス反応による健康−病気の結果を望ましいものに変えるという手立てが考えられる．　　　　　　　　　　　　　　**（田中芳幸）**

文献

1) 津田彰，田中芳幸：ストレスに対する生体の応答・心理．二木鋭雄（編）ストレスの科学と健康．共立出版．2008；80-87.
2) McEwen BS.：Protective and damaging effects of stress mediators. *NEJM*. 1998；338：171-179.
3) 津田彰：ストレスと行動系．早石修（監）高度情報化社会の健康と医療 第1巻．世界保健通信社．1991；86-98.
4) 尾関友佳子，原口雅浩，津田彰：大学生の心理的ストレス過程の共分散構造分析．健康心理学研究．1994；7：20-36.
5) Steptoe A. Wardle J.（eds.）：Psychological processes and health. *Cambridge University Press*. 1994.
6) 津田彰：ストレス―コーピング病気罹患性モデル．日本ストレス学会・財団法人パブリックヘルスリサーチセンター（監）ストレス科学事典．実務教育出版．2011；569-570.

3. 健康障害

さまざまな種類のストレッサーによって生じたストレス反応が慢性的に続くと，長期にわたって気分や感情，身体に変調をきたし，健康を害するようになる．ここでは，何らかの心理社会的ストレスが強く関連するとみられる疾患や病態として，心身症，適応障害，心的外傷後ストレス障害，燃え尽き症候群を紹介する（うつ病などの他の精神疾患にも，心理社会的ストレスが作用して情緒や認知，行動が障害されるものもあるが，ここでは割愛する）．

1）心身症

心身症（Psychosomatic disease）とは，「身体疾患の中で，その発症や経過に心理社会的因子が密接に関与し，器質的ないし機能的障害が認められる病態をいう．ただし，神経症やうつ病など，他の精神障害に伴う身体障害は除外する」[1]と定義される．つまり，心身症はストレッサーからストレス反応に至る一連の過程の結果として，身体面に何らかの異常や異変（不快感や痛み，機能低下など）が現れた状態といえる．

心身症は，単一の疾病ではなく病態名である[注]．そのため，あらゆる身体疾患は心身症に該当するとも考えられる．主な疾患名を**表1**に挙げる．たとえば，過換気症候群は機能性の心身症，過重労働などのストレス因による消化性潰瘍は器質性の心身症である．このほかにも，過度の痛みや慢性的な疲労感を主症状とする，線維筋痛症や慢性疲労症候群もよく知られている．複数の疾患を

注）ICD（世界保健機関による疾病の分類）やDSM（アメリカの精神医学会による診断基準）には，「心身症」は個別の疾病名として記載されていないが，「他の医学的疾患に影響する心理的要因（DSM-Ⅴ）」や「他に分類される障害あるいは疾患に関連した心理的および行動的要因（ICD-10）」の項目におおむね当てはまると考えられる．

表1　主な心身症とその周辺疾患

呼吸器系	気管支喘息，過換気症候群，慢性閉塞性肺疾患（COPD）
循環器系	本態性高血圧，起立性低血圧，冠動脈疾患（狭心症，心筋梗塞）
消化器系	過敏性腸症候群，機能性胃腸炎，機能性ディスペプシア
内分泌・代謝系	神経性食欲不振症，甲状腺機能亢進症
神経・筋肉系	筋収縮性頭痛（緊張性頭痛），自律神経失調症
皮膚科領域	慢性蕁麻疹，アトピー性皮膚炎，円形脱毛症
外科領域	腹部手術後愁訴，頻回手術症
整形外科領域	慢性関節リウマチ，全身性筋痛症，慢性疼痛性疾患
泌尿・生殖器系	夜尿症，遺尿症，心因性尿閉
産婦人科領域	更年期障害，月経前症候群，慢性骨盤痛
眼科領域	中心性漿液性脈絡網膜症，原発性緑内障
耳鼻咽喉科領域	耳鳴り，めまい症（メニエール病など），咽喉頭異常感症，心因性難聴
歯科，口腔外科領域	顎関節症，非定型顔面痛
小児科領域	チック，夜驚症，抜毛，その他上記疾患のいくつか

Note.　文献1より一部を抜粋，改変

合併したり，抑うつや不安など複数の症状を併発したりする人も多い．性格特性としては，仕事熱心で頑張り屋，頼まれるとイヤと言えない，他人に気をつかうなどの過剰適応の傾向がみられる[2]．

2) 適応障害

　学業や仕事，家庭など，日常生活において周囲の環境が大きく変化する機会は多くの人びとにおとずれる．適応障害（Adjustment disorders）とは，はっきりとしたストレス因（ストレッサー）のため，3か月（ICD-10では1か月）以内に情動面や行動面の症状や苦痛が生じるものを指す．このストレス因には，ネガティブな出来事（退学，失業，対人関係のトラブルなど）だけでなく，一般的にはポジティブな出来事（進学，進級，結婚，昇進など）も含まれる．そして，抑うつや不安などの情緒的な症状，不眠や頭痛，腹痛などの身体症状，遅刻や欠勤，暴力・暴言などの行動の問題などが生じる．特定のストレス因に対するストレス反応は誰しも生じるが，ストレス因に対して不釣り合いなほどに強い症状や苦痛を示す，あるいは仕事や学業などの生活機能に重大な障害をきたす点が，適応障害の特徴である．

　適応障害は，ストレス因によって症状や問題行動が出現し，ストレス因がなくなると症状はおよそ6か月以内には消失するものと分類されている（DSM-V）．たとえば，能力や希望に見合わない職務に従事する場合には，配置転換や転職など，ストレス因と距離を置くような環境調整も有効である．しかし，ストレスに感じる状況が変わらない，あるいは簡単には変えることのできないことも多い．症状が自然に軽快することもあるが，症状や問題行動が慢性的に経過していくと，時にはうつ病などに発展する危険もある．

3) 心的外傷後ストレス障害

　地震や台風などの自然災害，事件・事故，虐待の被害など，私たちは時に緊急事態に遭遇する．心的外傷後ストレス障害（Post-traumatic stress disorder，以下 PTSD）は，そのような外傷的出来事を直接体験するか，見聞きして間接的に体験するなどして生じる，ストレス関連障害である．PTSD は，ほとんど誰にでも大きな苦悩を引き起こすような，脅威的な，あるいは破局的な性質をもった出来事や状況（たとえば，危うく死ぬ，重傷を負う，性的暴力を受けるなど）に対する反応として生じる．主な症状には，①外傷的出来事を何度も思い出すなどの「侵入（再体験）」，②出来事に関連する状況や人の「回避」，③睡眠障害や過度の警戒感などの「過覚醒」，④認知と気分の「陰性の変化」が挙げられる．これらの症状は「異常な事態における正常な反応」と呼ばれ，短期間で自然と消失する場合も多い．しかし，症状が重大な苦痛を引き起こすか，学業や仕事など日常生活に重大な支障を来たす状態が 1 か月以上続く場合には，PTSD と診断される．なお，症状が 1 か月に満たないものは，急性ストレス障害（反応）と分類される．

　長期にわたる虐待や家庭内暴力などは，外傷的出来事を繰り返し経験し，慢性的に劣悪な環境に置かれることとなる．このような場合，PTSD の主症状に加えて，認知面の変化（空虚感，無力感など），人間関係上の困難（不信，ひきこもりなど），感情制御上の困難がみられることもある（ICD-11 では，複雑性心的外傷後ストレス障害として分類予定）．

　日本では近年，地震や台風，大雨などによる自然災害が多い．また，児童虐待の件数も年々増加の一途にある．被災者や被虐待児に対するストレスケアの必要性は非常に高いといえよう．

4) 燃え尽き症候群（バーンアウト）

　あらゆる労働者は，仕事内容（目標・成果の達成，期日の順守，労働時間，給与・福利厚生）や仕事上かかわる人々（上司，同僚，取引先など）との関係性など，様々なストレスにさらされる．このような職場におけるストレス状況から生じる健康障害に，燃え尽き症候群（Burnout syndrome）（以下，バーンアウト）がある．バーンアウトはもともと，「人を相手とする仕事を行う人々に生じる情緒的消耗感（仕事を通じて，情緒的に力を出し尽くし，消耗した状態），脱人格化（無情で，非人間的な対応），達成感の減退（職務に関わる有能感，達成感）の症候群」と定義されている[3]．特に，医療，福祉，教育分野などの対人援助や，広くサービスを顧客に提供するようなヒューマンサービスに従事する人は，バーンアウトに陥るリスクが高い[4]．職業上の役割によるストレッサーや，職場における過重労働といった環境的ストレッサーなどが，個人特性と相まって，バーンアウト症状の発症に関係している．これらの症状が慢性化ないしは悪化することで，うつ病などの他の精神疾患にもつながる．

　今後，バーンアウトは個別の疾患として分類される予定であり（ICD-11），すべての働く人びとにおける疾患や病態という位置づけになっていく．うつ病と同様に，職場におけるストレスケアの主要なトピックの一つとなるだろう．

5) 健康障害へのケア

　ストレスが関係して様々な症状が引き起こされるが，明らかに身体疾患や健康障害が生じている場合には，まずはその疾患や障害そのものの医学的治療が必要とされる．並行して，疾患に影響を

およぼす心理社会的なストレスを評価したうえで，その内容に基づいたケアも求められる．ストレスの源となっている状況を変えるなどの環境調整や，家族や友人，上司・同僚といったソーシャルサポートの活用，ストレスフルな出来事に対する認知や行動の変容を目指すカウンセリングや心理療法，リラクセーションや一定のエビデンスのある代替医療・療法など，多様で包括的なストレスケアが有効となろう．　　　　　　　　　　　　　　　　　　　　　　　　　**（伏島あゆみ）**

文献

1）日本心身医学学会教育研修委員会（編）：心身医学の新しい診療指針．心身医学．1994；31：537-76.
2）中尾陸宏，久保木富房．石津宏（編）：心身症の概念・定義．精神科領域からみた心身症．中山書房：2011；2-7.
3）Maslach C. Jackson SE.：The measurement of experienced burnout. *J Occupat Behav.* 1981；2：99-113.
4）久保真人：バーンアウト（燃え尽き症候群）—ヒューマンサービス職のストレス．日本労働研究雑誌，2007；558：54-64.

参考文献

・融　通男・中根允文・小見山実ほか（監訳）．：ICD-10 精神および行動の障害—臨床記述と診断ガイドライン．医学書院：1993.
・高橋三郎，大野裕（監訳）：DSM-5 精神疾患の分類と診断の手引．医学書院：2014.

第3節　社会のなかでのストレス

1.　学生とストレス

1）　学生の現状

　大学生は，友人関係，将来の人生設計，経済面，学業など様々なストレスを抱えながら生活している．大学生の中には，過度なストレスによって，うつ症状をはじめとするメンタルヘルスを悪化させ，休学や退学につながる個人も少なくない．日本学生支援機構（2020）の平成30年度学生生活調査によると，大学生の不安や悩みとして，授業の内容についていけない，希望の就職先や進学先に行けるか不安，学内の友人関係等が挙げられている．また，2020年2月に発生した新型コロナウイルスによって，外出制限のため遠隔授業などによって大学に通学できないといった新たなストレスも生じている．このような中，学生自身によるストレス対処や大学（学生相談等）による学生支援によってストレス改善がはかられている．

2）　ストレス対処法

　大学生を対象としたストレスに関連した研究報告は数多くみられる．ストレス対処法は，Lazarus & Folkman（1989）のトランスアクショナル・モデルを基礎とした提案が数多くみられ実践されている．このモデルでは，ストレッサーそのものを直接解決する対処法（問題焦点型）とス

トレッサーによって引き起こされた感情を軽減させる対処法（情動焦点型）の 2 つのアプローチが示されている．日々のレポートに追われて疲弊している学生の対処法を例に挙げてみる．

問題焦点型は，担当教授に交渉してレポートの提出期限を延長してもらうや友人同士で分担してレポート作成を行うなどの対処法である．情動焦点型は，レポート作成の前に運動をしたり音楽を聴いたりして気分転換を行って感情を落ち着かせる対処法である．

3）学生相談室の利用

（1）新入生への啓発活動とハイリスク者および面接希望者へのインテイク面接

大学では，入学直後に新入生に対して，学生生活のストレスに関するリーフレット等を配布して，学生相談室が生活上の様々な支援を行うことを広報している．そして，新入生オリエンテーションの時間を利用して，メンタルヘルス（K6（古川ら，2003）など）等に関する質問紙調査（最近は QR コードを配布して，スマートフォン等による web 調査が主である）を実施し，得点区分に基づいてハイリスク者および面接希望者を抽出する．ハイリスク者および面接希望者には，学生相談室から日程調整の連絡が届き，心理専門職（公認心理師や臨床心理士）がインテイク面接（50 分程度）を行い，メンタルヘルスの状態を把握しながら，学生生活のストレスや不安などを聞き取り，今後の支援方法（継続面接の実施，困ったときのみの対応，支援しないなど）について評価決定する．

（2）学生へのカウンセリング

インテイク面接の結果，継続面接による支援が必要な学生については，週または隔週毎にカウンセリングによる支援を行う．加えて，所属学部学科の担当教員，学生課，保健室，保護者等と連携しながら学生生活の支援を行うことになる．特に自殺リスクの高い学生については，援助希求行動の乏しさや拒絶によって企図および再企図のリスクを高める可能性があるため，慎重に心理的支援を続ける必要がある．また，近年は合理的配慮の必要な学生への支援および連携も求められている．

（3）他機関へのリファー

学生の相談内容によっては，学生相談室のみでは対応できないケースが年々増えている．疾患や障害であれば医療機関，借金等の経済的なトラブルであれば弁護士等の法律の専門家，家族などであれば福祉施設にリファーして連携しながら学生支援を行う．

文献

1）日本学生支援機構学生生活調査実施検討委員会：平成 30 年度学生生活調査結果. 2020. https://www.jasso.go.jp/about/statistics/gakusei_chosa/__icsFiles/afieldfile/2020/03/16/data18_all.pdf
2）Lazarus RS., Folkman S：Stress. Appraisal and Coping. New York：Springer Publishing Company. 1984.
3）古川壽亮，大野　裕，宇田英典，中根允文：一般人口中の精神疾患の簡便なスクリーニングに関する研究. 2003 平成 14 年度厚生労働科学研究費補助金（厚生労働科学特別研究事業）心の健康問題と対策基盤の実態に関する研究協力報告書.

2.　家族とストレス

1)　家族で発生するストレス

　家族は，どのような場面でストレスを抱えることになるだろうか．一般的に，家族の中で何らかのイベントが生じたときに引き起こされる．例えば，子どもが病気になる，進学のための受験，親の介護などが代表的である．日常生活においても，夫婦間でのいざこざ，子どもの生活面や学業面に関連する問題，嫁姑問題など，多くのストレスが発生する．最近では，新型コロナウイルスによって，学校が休校，仕事がテレワークとなって，家族と過ごす時間が長くなることでのストレスを強く感じている．

2)　日常生活での家族ストレスへの対応

　夫婦間のストレスとして，家事や育児を手伝わない，休憩していても用事を頼まれるなど，様々なストレッサーが挙げられる．最初は，微細なことでも，徐々に大きないざこざに発展して，双方ともにイライラしたり頭痛がしたりするなど，様々な心身のストレス反応が引き起こされる．対応としては，冷静に話し合って相手の考えを認める，家族として楽しい娯楽の時間を過ごすなどがある．解決につながらない際は，家族カウンセリングを専門とする支援者に介入してもらって改善をはかることも必要である．

3)　疾患を持った家族のストレス

　家族の一員が病気になったとき，家族のストレスは増大する．例えば，糖尿病患者（橋本ら，2017）[3]や心疾患患者（石原，2017）[1]のいる家族は，長期間の療養生活によって，身体および心理的負担が増加することが報告されている．特に，容態の急変や疾病の悪化などの不安や，当事者に対する支援の不確かさなどによって体調を崩すこともある．加えて，周囲からのサポートを受けない，または得られないことによって家族のみで対応し，その結果として更なる心身の疲弊を招くという悪循環が起きてしまうケースもある．医療関係者のみならず，親戚や友人などから気軽にサポートを受けることのできるような環境作りが必要である

4)　児童虐待の問題

　令和時代になっても児童虐待に関する悲惨なニュースが後を絶たない．児童相談所における児童虐待相談件数は令和元年度で約19万件と毎年微増している．児童虐待の発生要因として，保護者の養育能力の欠如，複雑な家庭環境，経済的貧困，保護者の精神疾患等があげられる（谷川，2020）[4]．日本政府は，虐待死の事件を受けて法律の改正，児童相談所や警察による一時保護の躊躇ない実施，児童保護司の増員など，環境面の整備を行ってきた．地域の取り組みとしては，乳幼児検診や訪問支援事業などの機会を通じて，親への育児相談や子育てでの孤立を防ぐなど予防的支援も行われている．

5)　介護ストレス

　認知症など様々な原因により，祖父母，親，配偶者を在宅で介護する場面が生じる．介護ストレスは，将来の予測がつきにくいなど，介護者の負担が大きいことが知られている．老老介護などによって共倒れする事例もみられる．介護ストレスの対応としては，介護サービスを利用するという物理的な軽減のみならず，がんばりすぎない，弱音を吐いても良いなど，介護に対する考え方を変えることでの心理的負担の軽減も必要である．

文献

1) 石原俊一：心疾患患者・家族ストレス．ストレス科学研究．2017；32：10-17.
2) 厚生労働省：子ども虐待による死亡事例等の検証結果等について（第15次報告），平成30年度の児童相談所での児童虐待相談対応件数及び「通告受理後48時間以内の安全確認ルール」の実施状況の緊急点検の結果．2020.：https://www.mhlw.go.jp/content/11901000/000533886.pdf
3) 橋本　塁，嶋田洋徳：糖尿病患者とその家族における心理的負担感の特徴．ストレス科学研究．2017；32：18-24.
4) 谷川至孝：児童虐待の現状と支援．発達教育学研究．2020, 15-26.

3.　労働者とストレス

　厚生労働省の平成30年「労働者安全衛生調査（実態調査）」によると，労働者の58.3%が強いストレスを自覚しており，そのストレスの中身としては，仕事の質と量（63%），仕事の失敗（35%），対人関係（31%）があげられている．加えて，職場における長期疾病休業の理由としてうつ病が最も高いことも報告され，労働者へのストレス対策は喫緊の課題となっている．

1)　ストレスチェック制度

(1)　ストレスチェック制度の意義

　2014年6月25日に公布された労働安全衛生法の一部を改正する法律に基づき，2015年12月1日より，「ストレスチェック制度」が常時50人以上の労働者を雇用する全事業場において実施されることが義務付けられた．ストレスチェック制度の趣旨は，「メンタルヘルス不調に影響を与える職場におけるストレス等の要因について，早期に適切な対応を実施するため，労働者の気づきを促すとともに，職場環境の改善につなげる新たな枠組みを導入する」とされている．つまり，労働者が自身のストレスの状態を把握し対処したり，高ストレスの場合は医師や公認心理師の面接などの支援を受けたりするなどの，メンタルヘルス不調を未然に防止するための一次予防の対策である．

(2)　ストレスチェック制度の実際

　ストレスチェックは，各企業が決めた質問紙を労働者に実施し（最近はweb調査が主流），その結果を本人に通知する．その後，ストレスの高い個人には，産業医等による面接指導を受けるように促すことになる．労働者は，面接指導を受けることで，自身のストレスを理解するとともに，ストレス対処法を学び生活習慣の改善を行うことになる．

2)　企業のストレスへの対応

　労働者へのストレス対応には，①セルフケア，②ラインケア，③職場内の保健スタッフ（保健師や産業医など）によるケア，④職場外資源によるケアの4つが基本とされている．セルフケアは，労働者が自身のストレスに気づき，適切に対処したり，自発的に相談したりすることである．ラインケアは，管理責任者が部下のストレス状態を把握しハイリスク者に親身になって相談対応したり，職場環境を改善したりすることである．職場内の保健スタッフによるケアは，労働者のうつ症状等のメンタルヘルスの悪化に対して専門的な立場から相談を受けることである．職場外資源によるケアは，職場内の保健スタッフが連携している外部機関（保健所，病院等）に紹介し相談を受けてもらう．これら労働者のストレスへの対応を支障なく推移させるために，個人のプライバシーを守ること，職場内で相談できる環境があることを広報すること，管理責任者に心理教育を行うことが求められる．

文献

1)　厚生労働省，労働安全衛生法の一部を改正する法律について（平成26年6月25日付け基発0625第4号）．2014.
2)　下光輝一：特集「ストレスチェック制度」を企画するにあたって〜ストレスチェック制度の成り立ちから考える．ストレス科学研究．2016；31：1-5.

4.　高齢者とストレス

　2020年9月現在，日本の65歳以上の人口は3,617万人，高齢化率28.7％と超高齢社会を迎えた．内閣府の将来推計人口によると，2025年には30％，2040年には35％を超え，総人口の3割強が高齢者になることが示されている（内閣府，2020）．高齢者の増加に伴う社会的な問題として，医療費の増大（特に介護費用）があげられ，健康寿命を延ばす目的で介護予防などの対策がとられている．心理学的視点からは，生活の質（QOL）の保持，健康増進に寄与する社会参加や社会的役割を持つことの重要性などが示されている（厚生労働省，2013）．

　例えば，高齢者が主体的な選択に基づいて外出する場所があることで，ストレスフル・ライフイベントの体験・認知の程度に関わらず，主観的ウェルビーイングが上昇するなどの報告がみられる（齋藤，2019）[2]．

1)　高齢者のストレス

(1)　高齢者のストレッサー

　高齢者を対象としたストレス関連の報告は数多くみられるが，主なストレッサーとして，健康状態，人間関係，孤独感，身体的衰え，社会的役割や仕事，身近な知人の死などのライフイベントの変化，経済的問題などが挙げられている（長田ら，2014）[1]．

　例えば，加齢による健康状態の悪化や身体的衰えへの対策は，行政レベルで運動教室や栄養教室など，様々な予防目的での取り組みが行われている．加えて，高齢者の自殺率の増加傾向も問題視されており，これらのストレッサーへの対応は重要である（内閣府，2020）[4]．

(2) 社会的役割や離職の影響

　企業は概して定年制を設けているため，多くの高齢者が仕事を退職することになる．退職は，社会的責任から解放されるという一方で，社会的役割や生きがいを失ったと感じて精神的健康を害する可能性もある．そのため仕事以外の人間関係のつきあいを持つように働きかける退職プログラムの準備も必要である．

(3) 人間関係の問題

　高齢者は，家族や友人との死別体験などによって抑うつ症状を示すことが報告されている（豊里ら，2012）[3]．特に，独居，暮らし向きへの不満感や低所得などが抑うつ症状のリスク因子となる．これらの対策としてソーシャルサポートが効果的であることがいくつかの報告で明らかにされている（長田ら，2014）[1]．

　例えば，家族や親戚からのサポートのある高齢者ほど主観的ウェルビーイングが高く，うつ得点が低いことが示されている（長田ら，2014）[1]．

2)　高齢者のメンタルヘルス維持・増進への取り組み

　高齢者おいて，前述したストレッサーの体験が多い個人ほどメンタルヘルスの悪化が指摘されている（齋藤，2019）[2]．高齢者のメンタルヘルス維持・増進には，余暇活動の充実，他者と自由に意見を言い合う，趣味や生きがいを持つことが効果的である．

　例えば，地域コミュニティを活用して高齢者と他の世代との交流の場を持つなどの取り組みがみられる．最近では，ICT技術を導入するなど（例えば，血圧を自動でチェックする）新たなアプローチによって高齢者への支援も行われている．　　　　　　　　　　（矢島潤平）

文献

1) 長田久雄，刈谷亮太：加齢に伴う社会的役割および人間関係の変化と高齢者のストレス．ストレス科学研究．2014；29：4-9.
2) 齋藤建児：主体的外出場所が地域在住一般高齢者の主観的ウェルビーイングに与える効果：高歴のストレスフル・ライフイベントの体験・認知に関する調査結果から．高齢者のケアと行動科学．2019；24：13-24.
3) 豊里竹彦，伊波佑香，與古田孝夫，古謝安子，平良一彦：地域高齢者の抑うつ傾向と，身体的健康，ソーシャルサポートおよびスピリチュアリティとの関連．心身医学．2012；52：1129-1136
4) 内閣府：令和2年版高齢社会白書．2020：https://www8.cao.go.jp/kourei/whitepaper/w-2020/gaiyou/02pdf_indexg.html

第4節　ストレスへの気づき，ストレスチェック

1.　ストレッサーとストレス反応によるセルフチェック法

　ここでは，ストレスの簡便なセルフチェック法について述べる．ストレスの心理学的モデル[1]（トランスアクショナル・モデル）によれば，ストレスとはストレッサーを経験してからストレス

反応が生じるまでの過程のことをさす．ここには，ストレッサー，認知的評価，コーピング，あるいはストレス反応などが含まれる．しかし，この学術用語としての「ストレス」の使い方は日常語としての「ストレス」の使い方とは異なる．読者は「ストレス」という言葉からどのようなことを連想するであろうか．例えば，この質問を学生に問いかけると，"学業が忙しいこと"，"親からの就職に関するプレッシャーが強いこと"，"落ち込む"，"焦る"，"イライラする"などの回答が返ってくる．"学業が忙しい"，"親からの就職に関するプレッシャーが強い"はストレッサー，"落ち込む"，"焦る"，"イライラする"はストレス反応に該当するものである．つまり，私たちが「ストレス」というとき，ストレッサーとストレス反応を混同して用いがちである．ストレスのセルフチェック法を考える際には，ストレッサーとストレス反応に分けて考えるとストレスに気づきやすい．以下では，ストレッサーとストレス反応に気づくためのセルフチェック法について述べる．

1）ストレッサーのセルフチェック法

（1）ストレッサーとは

ストレッサーに気づくことはそれ自体がストレスのセルフケアにおいて重要である．もし自分が経験しているストレッサーに気づくことができれば，ストレッサーを計画的に回避したり，調整をしたりすることによって，ストレス反応を緩和することができる．ストレッサーには，外傷的な出来事，ライフイベント，日常の苛立ちごとなどがある．ここでは，ストレッサーの簡便なセルフチェック法として，生活の中で把握する方法と質問紙を説明する．

（2）ストレッサーを生活の中で把握する

ストレッサーを生活の中でセルフチェックする簡便な方法の1つは，自分が経験しているストレッサーを生活の中で把握することである．読者はこの1か月にどのようなストレッサーを経験したであろうか．筆者の経験したストレッサーは"子どもが寝てくれないこと"，"オンライン授業の準備が大変であること"などであった．このようなストレッサーはどうすれば把握できるのであろうか．ストレス反応が生じた状況（これがストレッサーである）が分かればどのような方法でもよい．例えば，誰かに話を聞いてもらうことも有効な方法である．話を聞いてもらう中で，自分にとって何がストレッサーになっているのかが見えてくるかもしれない．また，次項で述べる日記と感情や身体症状とそれらが生じた状況を記録することも有用であろう．

生活の中でストレッサーを把握する方法には長所と短所がある．長所は，自分のストレッサーを直接把握できる点である．また，生活の中でどんなストレッサーがきっかけになり，ストレス反応が生じているのかが客観的に理解できるという点も長所である．短所は，これを実施することが難しい点である．自分が経験した状況がストレッサーであるか否かを判断するためには，ストレス反応が生じたか否かを正確に認識しなければならない．ストレス反応が生じた状況がストレッサーであり，そうでなければストレッサーではない．不運なことに，後で述べるが，私たちは自分のストレス反応のすべてを正確に自覚できるわけではない．さらに，慣れの影響によって，ストレス反応が自覚できにくくなることもある．ストレッサーを繰り返し経験すると，ストレス反応が生じることが当たり前になり，ストレス反応を特に意識しなくなることがある．

（3）ストレッサーを質問紙で把握する

もう1つの方法として質問紙がある．ストレッサーを測定する質問紙は回答者の属性，ライフステージなどに合わせて多数開発されている．ここでは，大学生と労働者のストレッサーを測定する

表 2　大学生のストレッサー

【実存的ストレッサー】	【大学・学業ストレッサー】
01 現実の自分の姿と理想とのギャップ	09 成績が思わしくないこと
02 自分の将来についての不安	10 試験勉強の大変さ
03 自分の性格が気に入らないこと	11 進級についての不安
04 自分の容姿や外見に対する不満	12 レポートやゼミの準備が大変なこと
【対人ストレッサー】	【物理・身体的ストレッサー】
05 他人から失望させられたこと	13 身体の調子が良くないこと
06 誰かとけんかしたこと	14 身体が弱いこと
07 不愉快な知人の存在	15 大きなけがや病気
08 周囲の人の無理解	16 身体的な疲れ

注）文献 7 を一部改変.

質問紙を紹介する．大学生を対象とする尺度の例として，大学生用日常生活ストレッサー尺度[7]がある．この尺度では，実存的ストレッサー，対人ストレッサー，大学・学業ストレッサー，および物理・身体的ストレッサーを測定する．実存的ストレッサーとは，自己の人格，生き方に関わるストレッサーである．対人ストレッサーとは，対人関係の中で不愉快なことを経験することである．大学・学業ストレッサーは，大学生活や学業上で経験されるストレッサーである．物理・身体的ストレッサーは，物理的なストレッサーや身体的・健康面に関するストレッサーである．項目数は32 項目であり，回答は"経験しない・感じない"（0 点）から"とても気になった"（4 点）の 5 件法で回答する．項目例を表 2 に示す．読者が大学生や専門学校生の場合は，ぜひセルフチェックをしてほしい．最近 1 か月の間を思い出して，経験した状況があればチェックをつけてみる．また，経験した状況のうち，気になった状況に別のチェックをつけてみる．2 つのチェックがついた状況は読者にとってのストレッサーである可能性が高い．

　労働者を対象とする尺度の例として，職業性ストレス簡易調査票[2]が挙げられる．この調査票では，仕事の量的な負担，仕事の質的な負担（例：難しさ），身体的負担，仕事に対するコントロール（例：仕事のペースを決められる），技術の活用，職場の対人関係，作業環境，仕事の適性度の低さ，働きがいのなさという 9 つの側面からストレッサーを測定する．項目数は 17 項目であり，回答は"ちがう"（1 点）から"そうだ"（4 点）の 4 件法で回答する．

　最後に，質問紙の長所と短所に触れる．長所としては，質問に回答することで自分が経験しているストレッサーを客観的に認識できるという点である．他方で，短所としては，質問項目が自分の経験している重要なストレッサーすべてを網羅しているとは限らないという点である．

2）ストレス反応のセルフチェック法

(1) ストレス反応とは

　ストレス反応は感情の変化，身体の変化，行動やふるまいの変化，思考の変化などに分けられる（図 7）．感情の変化には，不安，恐怖，怒り，緊張，混乱，落ち込み，あるいは悲しみなどがある．身体の変化には，動悸がする，眠れない，めまいがする，頭やおなかや腰が痛い，肩がこる，下痢がする，便秘になるなどがある．行動やふるまいの変化には，遅刻・欠勤，欠席，ミスの増加，喫煙量・飲酒量の増加，同僚やクラスメートへの暴力的な態度がある．思考の変化には，悲観

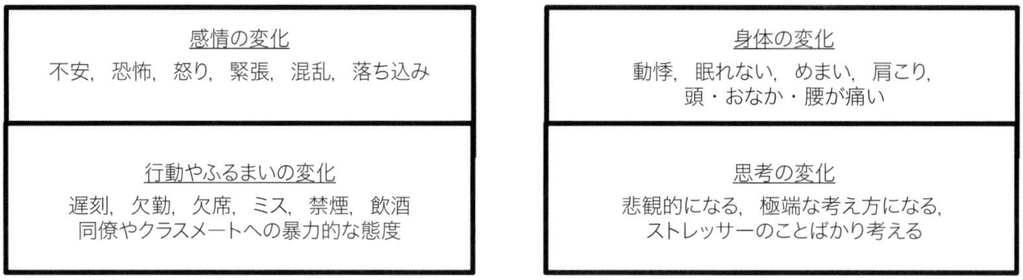

感情の変化		身体の変化
不安，恐怖，怒り，緊張，混乱，落ち込み		動悸，眠れない，めまい，肩こり，頭・おなか・腰が痛い
行動やふるまいの変化		思考の変化
遅刻，欠勤，欠席，ミス，禁煙，飲酒 同僚やクラスメートへの暴力的な態度		悲観的になる，極端な考え方になる，ストレッサーのことばかり考える

図7 ストレス反応の4側面

的になる，極端な考え方になる，ストレッサーのことばかり考えることなどがある．

(2) ストレス反応を生活の中で把握する

　ストレス反応を生活の中でセルフチェックする簡便な方法の1つは，自分が自覚しやすいストレス反応の有無を観察することである．ストレス反応が生起することとそれを私たちが自覚することは別である．私たちは自分に生じているすべてのストレス反応を正確に自覚できるわけではない．人それぞれ得意不得意がある．自分が自覚しやすいストレス反応を把握し，その有無を観察するだけでも，ストレス反応がセルフチェックできる．

　例えば，Aさんが体の痒さとお腹の痛みを自覚しやすいとする．これらの症状が出たことを観察すれば，Aさんは「ストレスがたまっているかなあ」とストレス反応を自覚することができる．読者はどのストレス反応を経験しやすいであろうか．**図7**を眺めながら，自分が自覚しやすいストレス反応を探してみてほしい．それが読者にとってのストレス反応のサインになり，セルフチェックに利用できる．サインの有無だけではなく，その頻度や強度を把握することも有効である．

　ストレス反応を生活の中でセルフチェックする他の方法として，さらに2つの方法について述べたい．これらはストレッサーとストレス反応の両方をチェックする方法であるが，便宜上，この項で述べる．1つは日記を書くことである．日記にその日にあった出来事やその時の気持ちを記入すれば，自分に生じたストレス反応とそのきっかけになったストレッサーとが理解できるかもしれない．2つ目の方法として，感情や身体症状とそれらが生じた状況を記録することが挙げられる．特に定まった書式はない．一例として**表3**のようなものが考えられる．3つの列があり，左から時間，状況，感情・身体症状を記録する欄がある．例えば，3段目には10時にゼミに参加して，卒業論文の指導を受けた際にお腹が痛くなったことが記録されている．（ ）の中は感情や身体症状の程度を数字で表している．このような記録をつければ，どんなストレッサーをきっかけにして，

表3 感情・身体症状とそれらが生じた状況に関する記録例

時間	状況	感情・身体症状（点数）
9：00	朝ご飯を食べる	満足する（50）
10：00	ゼミに参加して，卒業論文の指導を受ける	お腹が痛くなる（60）
12：00	昼食中に友人から内定の報告を受ける	焦る（80）
15：00	友人と好きな芸人の話をする	楽しい（80）

注：（ ）の中の数字は感情や症状の程度を示す．

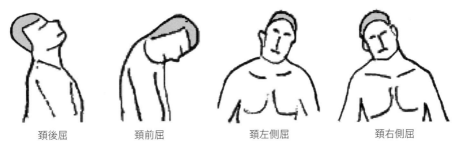

頚後屈　　　　　頚前屈　　　　　頚左側屈　　　　　頚右側屈

図8　頚部経絡テストにおける頚部の動作．左から，頚後屈，頚前屈，頚左側屈，および頚右側屈．注）文献6を一部改変．

どんなストレス反応を経験したのかを把握しやすい．

(3) ストレス反応を質問紙で把握する

　質問紙を利用して，ストレス反応をセルフチェックする方法もある．ストレス反応を測定する尺度は多数開発されている．ここでは，労働者のストレス反応を測定する尺度である職業性ストレス簡易調査票[2]を紹介する．この調査票は，ストレス反応，ストレッサー，および修飾要因（仕事や生活の満足度など）を包括的に測定できる．ストレス反応を測定する項目は29項目である．この29項目には，活気というポジティブな心理的反応，イライラ，疲労，不安，抑うつというネガティブな心理的反応，そして身体愁訴（例：めまい，腰痛）という身体的ストレス反応を測定する項目が含まれている．昨今，ストレスチェック制度のもとで，労働者のストレスを定期的に検査して，その結果を通知することで，労働者自身に気づきを促す取り組みが行われている．この調査票は，その中で広く利用されている[3]．なお，この調査票は東京医科大学・公衆衛生学分野のホームページ（http://www.tmu-ph.ac/topics/stress_table.php）からダウンロードできる．

2.　ストレス反応を頚部経絡テストで把握する

　ストレス反応は頚部を曲げた時の痛みによってもセルフチェックすることができる．頚部経絡テスト[4]は，頚部を4つの方向に曲げて，その時に自覚される痛みやつっぱり感等を4段階で評定するものである．4つの方向に曲げる動作は，頚後屈，頚前屈，頚左側屈，および頚右側屈という（**図8**）．痛みやつっぱり感などを評価する4段階とは，"0：まったく痛み・つっぱり感等がない"，"1：少し痛み・つっぱり感等がある"，"2：中程度痛み・つっぱり感等がある"，"3：強い痛み・つっぱり感等がある"である．4段階で評定される痛みやつっぱり感などを陽性反応得点と呼び，その合計点を算出する．この合計得点を頚部経絡テスト得点と呼んでいる．

　頚部経絡テスト得点は，0点から12点の範囲をとる．頚部経絡テスト得点が高いほど，ストレス反応が高い状態にあることを示している[5][6]．頚部経絡テストは，痛みやつっぱり感という感覚にもとづくストレス反応のセルフチェック法である．日常生活を過ごしている中でストレス反応に気づかなくても，身体の痛みを通してストレス反応に気づくことは可能かもしれない．頚部経絡テストは，ストレス反応をセルフチェックする新しい選択肢の1つである[4]．　　　　　（堀内　聡）

文献

1) Lazarus. RS. Folkman. S.：Stress. appraisal. and coping. New York：Springer Publishing Company. 1984.（本明　寛・春木　豊・織田正美（監訳）. ストレスの心理学. 実務教育出版. 1991）
2) 下光輝一, 原谷隆史, 中村賢他：職業性ストレス簡易調査票の信頼性の検討と基準値の設定. 労働省平成11年度「作業関連疾患の予防に関する研究」報告書, 126-138.
3) 下光輝一：特集「ストレスチェック制度」を企画するにあたって～ストレスチェック制度の成り立ちから考える～. ストレス科学研究. 31：1-5.
4) 本田泰弘, 津田彰, 堀内聡：自覚ストレスの評価法としての頚部経絡テスト. 東洋医学とペインクリニック. 2013；42：56-67.
5) Honda. Y. Tsuda. A. Horiuchi. S.：Validity of the neck meridian test as a measure of stress. *Open Journal of Medical Psychology*. 2012；1：81-85.
6) Horiuchi. S. Honda. Y.：The changes in the neck meridian test scores induced by self-administered acupressure：A secondary analysis of data from a randomized controlled trial of self-administered acupressure. *Chinese Medicine*. 2017；8：10-17.
7) 嶋信宏：大学生用日常生活ストレッサー尺度の検討. 中央大学社会学部紀要. 1999；14；69-83.

第5節　一般的なストレスへの対策

　私たちは, ストレスを様々な要因（ストレッサー）で感じている. 家族との死別, 離婚, 怪我や病気の罹患, 災害に遭うなど, 好ましくない出来事のみならず, 婚約や結婚, 子どもの誕生, 入学や卒業, 就職など, 喜ばしい出来事でもストレスを感じる. また, 何気ない日常生活の中で生じた出来事, 例えば勉強や仕事, 人間関係や交通渋滞などがストレスとして蓄積されてうつや疲労感, 消化器疾患や心疾患などの心身症を引き起こしてしまうことも明らかとなっている. 家族との死別や離婚, 結婚や子どもの誕生などの出来事は, 人生の中でごくまれにしか経験することはないが, 勉強や仕事, 人間関係の悩みなどは, 影響そのものは大きくはないが生活の中で頻繁に経験することから, 本項ではこの蓄積型のストレス対策を中心に述べる.

　ストレッサーに対して, すぐに心身症などの症状が出る人もいれば, 同じストレッサーを受けても平気で健康な人もいる. 俗にいうストレスに強い人と弱い人が存在し, 個人差が生じる. LazarusとFolkman[1]は, ストレスが生じる過程を外界からの刺激に対してそれに気づくこと（認知的評価）, 気づいたストレッサーに対して対処（コーピング）すること, その過程の中で生じるストレス反応という3つの成分から構成され, その過程で個人差が生じることを説明している（図9）.

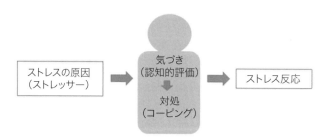

図9　ストレスが生じる過程

　ストレスへの対策は，このストレスが生じる過程において，自身がストレッサーに気づき，それに対処するための知識や方法を身に付け，それを実施することが重要である．ストレッサーに気づくためには，ストレッサーによって生じるストレス反応や心の健康について理解するとともに，自身の健康状態について正しく認識できるようにすることが大切である．

1.　ストレス対策の種類

1)　ストレスの原因（ストレッサー）への対応

　ストレスの原因となるストレッサーを取り除くことができれば，ストレス反応をなくすことができる．これはストレス対策の最も基礎的な対策であるが，ストレッサーは複合して作用するため，それぞれのストレッサーを軽減させることが重要である[2]．

（1）問題を解決する

　原因となっている問題を解決する．複数のストレッサーが加算されてストレス反応を起こしているのであれば，それぞれのストレッサーを軽減するように努める．

（2）環境を変える

　ストレッサーのない環境，あるいは適度なストレッサーのある環境に移動する．対応が困難なほど強いストレッサーを回避するためには，環境を変えることが最も自然な防衛手段となる．

（3）考え方を変える

　実際に起こっていないことでも考え込んでしまい，ストレッサーになる場合もある．このような場合は，何も考えない，楽しいことを考えるなど，考え方を変えて気持ちをコントロールすることが必要である．

2)　気づき（認知的評価）への対応

　ストレッサーにいち早く気づき，適切に評価して対処できれば，ストレス反応を上手くコントロールできる．一方，ストレッサーに気づかず繰り返しストレッサーを受け続ければ，強いストレス症状を引き起こす可能性がある．また，ストレッサーを過度に評価したり，上手くコントロールできない人も，強いストレスを感じて過剰な反応が出現してしまう．

　自身がどんな時にストレスを感じ，その時にどのようなストレス反応が起こるかを知ることが，気づき（認知的評価）への対応として重要となる．これには，自身の体調や精神的な変化を継続的に記録する「セルフモニタリング」が効果的である．例えば，ストレスを感じた出来事と，その時の考えや気持ちに注目して日記（ストレス日記）をつけることが，認知的評価の改善に効果があったことが報告[3]されている．嫌な出来事，不安に思ったこと，ネガティブな感情など，自身の素直な気持ちを書き出す．不安やネガティブな感情を書き出していくことで自身の感情に向き合うことができ，書き出した内容を後日読み返すことで自身の考え方を知り，「こんなことに悩んでいたのか」と受け入れることもできるであろう．このように，セルフモニタリングを行うことで，ストレスや身体の不調を客観的に分析することができ，セルフモニタリング自体にも気持ちが楽になるなどの効果が期待できる．

3) 対処法（コーピング）

　ストレス対策において重要なことは，第一に「自身でストレッサーに気づくこと」，そのうえで「ストレッサーに向けての具体的な対処法（コーピング）を実践すること」である．コーピングとは，ストレッサーやストレス反応の負担を減らすための対処法であり，いくつかのタイプに分類できる[4]．

(1) 問題焦点型コーピング

　問題焦点型コーピングは，ストレッサーとなっている状況や問題に働きかけ，それを直接解決する対処法である．

　職場での環境調整や仕事内容の調整などが該当する．例えば，人間関係や環境を変化させて原因となる物事から遠ざかる，問題が起こった場合に上司や同僚，家族や友人などの身近な人に相談する，問題の解決方法について自身で調べるなどのコーピングが考えられる．また，「〜してはいけない」「〜すべきだ」という固定した考え方を柔軟な考え方に修正することも，問題焦点型コーピングに該当する．

(2) 情動焦点型コーピング

　問題焦点型コーピングにより，ストレッサーが根本的に解決すれば得られる効果も大きい．ただし，現実的にはストレッサーの解決が難しいことが多い．情動焦点型コーピングは，問題そのものの解決ではなく，自分の気持ちや感じ方，考え方を調整するなど，ストレッサーがもたらす不快な感情を軽減させる方法である．

　例えば職場の人間関係で悩んでいる場合，気が合う人がいる分，気が合わない人がいるのが当たり前と考える，悩みや感情を友人に聞いてもらって気持ちを整理する，自身の人間成長のためとポジティブに考えるなどが該当する．

(3) ストレス発散型コーピング

　ストレス発散型コーピングは，心身にストレス反応が現れてしまった後に，そのストレスを外へ逃がし，ストレス反応を軽減させる方法である．いわゆる「ストレス発散」と呼ばれ，最も一般的なコーピングの手法である．おいしいものを食べる，映画を見る，運動する，趣味に没頭する，温泉に旅行するなど，コーピングの具体例は多岐にわたる．

4) ストレス反応のコントロール

　ストレッサーに気づき，上手くコーピングができたとしても，コーピングのためにも多くのエネルギーを消耗するため，何らかのストレス反応は生じてしまう．これが蓄積してしまうと，より大きなストレス反応を引き起こす可能性がある．ストレス反応をコントロールする方法として，大きくリラクセーションとアクティベーションの2通りの方法[5]がある．

(1) リラクセーション

　ストレス反応は，脅威であるストレッサーに対する心身の防御反応の結果であり，優位に働いている交感神経系をリラックスさせて，副交感神経系の活動を優位にさせると良い．副交感神経系の活動を促しリラックスさせる方法として，様々なリラクセーションの方法が開発されている．その他のリラックス法として自律訓練法，アロマセラピー，瞑想などが実践されている．

(2) アクティベーション

ストレス反応が持続するとそのストレスを外へ逃がし，ストレス反応を軽減させる必要がある．このストレスを発散させる方法として，ウォーキングやジョギング，体操などの運動が効果的である．また，歌や踊りなどで発散させる方法もある．

5) 誤ったストレス対処法に注意する

日常的にストレッサーを受けてストレスを感じている人は，そのストレスを解消（発散）するために，誤った方法（行動）を取りやすい．下記の行動は，ストレスを発散させるために行いやすいが，逆にストレスを増やしたり，健康を阻害してしまう可能性が高いため避けるべきである．

(1) ギャンブル

パチンコや競馬・競艇など，勝った時のことを想像して期待が膨らむが，負けた時の落胆がストレスとなりやすい．また，ギャンブル自体も過度に興奮するため，疲れやすくストレスを感じやすい．

(2) 喫煙や飲酒

煙草を吸うとリラックスできるというのは誤りであり，煙草を吸うことにより血管が収縮して，身体的なストレス反応が生じてしまう．また，ストレスを発散させる目的での飲酒は，飲みすぎや思考力の低下を引き起こし，ストレスが増悪したり別のストレスが生じる可能性があるため避けた方が良い．

(3) 過食（やけ食い）

ストレスを抱えた時，やけ食いで発散する人も容易に想像できる．食べている時はストレスを忘れてしまうかもしれないが，その後は後悔が生じてストレスを悪化させてしまうことが多い．

(4) ショッピング

ショッピングもやけ食いと同様，ショッピングの最中は楽しくストレスを忘れてしまうかもしれないが，ストレスを解消させるためのショッピングは，不要な物まで買ってしまったり，予算をはるかに超えた金額の物を買ってしまいがちである．その後悔によりストレス解消法には不向きである．

2.　自分でできる対策法

ストレスは，持続するストレッサーに対処するため，心身の防御機能（交感神経系など）が過剰に働き過ぎた結果として生じる．ストレス状態が継続している人は，免疫系の働きを阻害するため，各種感染症にかかりやすく体調を崩しやすい．また，身体の不調がストレス状態を招きやすいため，身体的機能の正常化に注意を払う必要がある．身体の健康を考える場合，1 日 24 時間の中で，運動・仕事・睡眠・休息・食事などのバランスをとることが重要であり，Breslow ら[6]の「7 つの健康習慣」（**表 4**）が広く知られている．

表 4　7 つの健康習慣

1) 定期的な運動
2) 1 日 7-8 時間の睡眠
3) 適正体重の維持
4) 朝食を食べる
5) 間食をしない
6) 喫煙をしない
7) 飲酒をしない，または適量に

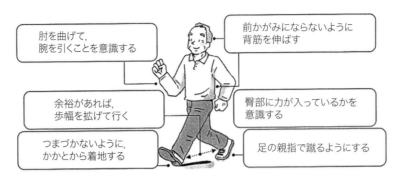

図 10　ウォーキングの正しいフォーム
（日本ヘルスプロモーション学会・編：理学療法士・作業療法士のた
めのヘルスプロモーション．2014，南江堂より転載）

肘を曲げて,
腕を引くことを意識する

前かがみにならないように
背筋を伸ばす

余裕があれば,
歩幅を拡げて行く

臀部に力が入っているかを
意識する

つまづかないように,
かかとから着地する

足の親指で蹴るようにする

1）運　　動

厚生労働省の「健康づくりのための身体活動基準 2013」[7]では，身体活動や運動が生活習慣病の罹患率や死亡率を低下させるとともに，気分転換やストレス解消の効果が示されている．運動で身体を動かすことは，気分の落ち込みの発散や睡眠リズムの改善などの作用をもたらす．

ウォーキング，軽いランニングやサイクリング，ダンスなど，身体に空気を取り込みながら行う有酸素運動がストレス対策に適している．有酸素運動は，筋力トレーニングに代表されるレジスタンストレーニングより血圧上昇が小さく，傷害や事故の危険性が低い点でも有用である．また，気分転換のために外に出て散歩をすることや，リラックス効果が得られる緑の多い公園で活動的に過ごすことも良い．

健康日本 21 最終評価[8]によると，平成 9 年と平成 21 年の比較において，15 歳以上の 1 日の歩数の平均値は男女ともに約 1,000 歩減少しており，今後も高齢化が進展する日本において，総合的な健康増進の観点から身体活動を推奨する重要性は高い．健康日本 21（第二次）[9]においては，2022年度時点で 20〜64 歳の 1 日の歩数の平均値を男性で 9,000 歩，女性で 8,500 歩（65 歳以上：男性7000 歩・女性 6000 歩）とすることを目指している．

ただし，正しいフォームで運動を実践しないと，思わぬ傷害や事故を引き起こす場合がある．ウォーキングの例を**図 10**に示すが，正しいフォームで行うことが傷害や事故防止の観点のみならず，運動効率の面からも重要である．

また運動強度も重要で，身体活動におけるエネルギー消費量を座位安静時代謝量で除した値であるメッツ（metabolic equivalent）が，運動強度の指数として国際的に使用される．厚生労働省[8]は，身体活動量の基準として，18〜64 歳では 3 メッツ以上の身体活動を 23 メッツ・時/週行うことを推奨している．これは，歩行またはそれと同等以上の強度の身体活動を毎日 60 分間行うことに相当する．なお，3 メッツ以上の身体活動の例を**表 5**に示す．65 歳以上の高齢者では，強度を問わず身体活動を 10 メッツ・時/週行うことを推奨している．具体的には，横になったままや座ったままにならなければどんな動きでもよいとして，その活動を毎日 40 分行うことに相当する．3メッツ未満の身体活動の例を**表 6**に示す．

なお，ストレス対策としては，身体が温まり軽く汗ばむ程度の運動で，運動時間は 1 日 20 分を

表5　3メッツ以上の身体活動の例

3.0	普通歩行（平地，67 m/分），電動アシスト付き自転車に乗る，家財道具の片付け，子どもの世話（立位），台所の手伝い，大工仕事，梱包，ギター演奏（立位）
3.3	カーペット掃き，フロア掃き，掃除機，身体の動きを伴うスポーツ観戦
3.5	歩行（平地，75〜85 m/分，ほどほどの速さ，散歩など），楽に自転車に乗る（8.9 km/時），階段を下りる，軽い荷物運び，車の荷物の積み下ろし，モップがけ，床磨き，風呂掃除，庭の草むしり，車椅子を押す，スクーター（原付）・オートバイの運転
4.0	自転車に乗る（≒16 km/時未満，通勤），階段を上る（ゆっくり），動物と遊ぶ（歩く/走る，中強度），高齢者の介護（身支度，風呂，ベッドの乗り降り），屋根の雪下ろし
4.3	やや速歩（平地，やや速めに＝93 m/分），苗木の植栽，農作業（家畜に餌を与える）
4.5	耕作，家の修繕
5.0	かなり速歩（平地，速く=107 m/分），動物と遊ぶ（歩く/走る，活発に）
5.5	シャベルで土や泥をすくう
5.8	子どもと遊ぶ（歩く/走る，活発に），家具・家財道具の移動・運搬
6.0	スコップで雪かきをする
7.8	農作業（干し草をまとめる，納屋の掃除）
8.0	運搬（重い荷物）
8.3	荷物を上の階へ運ぶ
8.8	階段を上る（速く）

（厚生労働省：健康づくりのための身体活動基準 2013 より転載）

表6　3メッツ未満の身体活動の例

1.8	立位（会話，電話，読書），皿洗い
2.0	ゆっくりした歩行（平地，非常に遅い＝53 m/分未満，散歩または家の中），料理や食材の準備（立位，座位），洗濯，子どもを抱えながら立つ，洗車・ワックスがけ
2.2	子どもと遊ぶ（座位，軽度）
2.3	ガーデニング（コンテナを使用する），動物の世話，ピアノの演奏
2.5	植物への水やり，子どもの世話，仕立て作業
2.8	ゆっくりした歩行（平地，遅い＝53 m/分），子ども・動物と遊ぶ（立位，軽度）

（厚生労働省：健康づくりのための身体活動基準 2013 より転載）

目安に，「ああ，気持ちよかった」と思えるぐらいの運動が好ましい．運動を一生懸命に行い過ぎてしまうと，疲労のために次の日の仕事に支障を来しかねない．無理をしない，焦らない，やり過ぎないよう，自身に合った適度な運動を継続することが重要である．

2）休養と睡眠

　適度な運動や食事は，身体の健康のみならずストレス対策においても必要不可欠である．これら健康のための基礎的な要素に加え，心身の疲労回復と充実した生活を営むためには「休養」と「睡眠」が重要であり，ストレスに上手く対応するためにも欠かせない要素である．

　休養は，疲労とストレスの軽減を図るために積極的に取るべきであり，2つの側面を持っている．1つ目は，仕事や身体活動によって生じた心身の疲労を回復し，元の心身状態に戻すという側

面であり，2つ目は鋭気を養い，身体・精神・社会的な健康度を高めるという側面である．

　睡眠にも心身の疲労を回復する働きがあり，逆に睡眠不足は疲労感をもたらし，情緒を不安定にし，適切な判断力を鈍らせてしまう．また，睡眠不足は感情調節や遂行能力をつかさどる前頭前野や大脳辺縁系の代謝活性を低下させ，ストレスホルモンであるコルチゾールの分泌量を増加させる[10]ことが分かっている．なお，極端に短い睡眠時間や長い睡眠時間の人は，7時間前後の睡眠時間（6-8時間）の人と比べて，生活習慣病を罹患する危険性の高いことが報告[11]されている．

　厚生労働省健康局は，「健康づくりのための睡眠指針2014」を発表[12]し，睡眠衛生の重要性を発信している（**表7**）．運動が禁止されるような身体状況でなければ，よい睡眠のためには定期的な運動を行うことが効果的であるが，激しい運動はかえって睡眠を妨げる可能性があるので注意が必

表7　健康づくりのための睡眠指針2014：睡眠12箇条[12]

1. 良い睡眠で，からだもこころも健康に．
2. 適度な運動，しっかり朝食，ねむりとめざめのメリハリを．
3. 良い睡眠は，生活習慣病予防につながります．
4. 睡眠による休養感は，こころの健康に重要です．
5. 年齢や季節に応じて，ひるまの眠気で困らない程度の睡眠を．
6. 良い睡眠のためには，環境づくりも重要です．
7. 若年世代は夜更かし避けて，体内時計のリズムを保つ．
8. 勤労世代の疲労回復・能率アップに，毎日十分な睡眠を．
9. 熟年世代は朝晩メリハリ，ひるまに適度な運動で良い睡眠．
10. 眠くなってから寝床に入り，起きる時刻は遅らせない．
11. いつもと違う睡眠には，要注意．
12. 眠れない，その苦しみをかかえずに，専門家に相談を．

表8　代表的なリラクセーション法とその概要

呼吸法	横隔膜を意識していつもよりゆったりと息を吐く．十分に吐ききったら，鼻から息を吸うことを繰り返す．息を吐くときに体の力を緩めていく．
筋弛緩法	全身の骨格筋を16の部位に分けて，1部位ずつ緊張させたり緩めたりしていく．緩めた時の違いを感じ取る．緊張させてから緩めることで，緩めた時のリラックス感がより深く感じられる．痛みを感じる時には，緊張させないで（息を吐きながら）緩めていくこともできる．
自律訓練法	自分の意識を（例えば）右手に集中させて，手・足の重たさや温かさを感じ取る．その時に「右手が重たい」「右手が温かい」などの言葉を唱える「6つの基本公式」がある．重たいと感じることや温かいと感じことは，手足の緊張が緩んでリラックスしたことを表す．精神療法である催眠療法を自己催眠に応用したもの．
イメージ法	五感を使って，自分の好きな（気に入っている・安心できる，懐かしい）場所や風景などを思い浮かべる．そこに浮かんだ風景・色・香り・風の揺らぎなどを感じ取ることで，リラックス感が深まる．
呼吸瞑想法	呼吸法を深めていき，身体の内・外に広がる静かさを体感する．禅の修行で用いられる瞑想法を医療に応用したもの．

（小板橋喜久代・他：看護管理者に知ってほしいリラクセーション法とその効用．看護管理，2018，28（12）：1096-1101 より転載）

要[13]である.

　習慣としている自身の就寝時刻が近づくと, 目覚めた状態から徐々にリラックスした状態に移り, 睡眠に入っていく. ただし, 覚醒水準が高く, 興奮した状態は, 睡眠を妨げるため, スムーズに入眠するためにはリラックスすることが大切である. また, 眠たくないのに無理に眠ろうとするとかえって緊張を高め, 入眠を妨げてしまう. 自身にあったリラックスできる方法を見つけて, 眠たくなってから寝床に就くことが重要である.

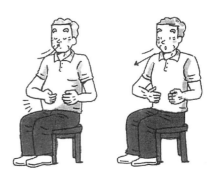

図11　腹式呼吸の方法
（日本ヘルスプロモーション学会・編：理学療法士・作業療法士のためのヘルスプロモーション. 2014, 南江堂より転載）

3) リラクセーション

　リラクセーション法は, 自らリラックスした状態をつくり, 心身のバランスの取れた落ち着いた状態を維持することが目的であり, 心身の状態を整えるためのセルフコントロール法として開発された. リラクセーション法は, ストレス反応の軽減において即効性があり, トレーニングを続けることで心身の自律機能を回復させ, ストレス反応が起きにくい身体へと変化させることができる.

　リラクセーション法には様々な方法があるが, 一般的な方法とその概要を**表8**に示す. なかでも, 呼吸法はリラックス状態をつくる最も基本的は方法である. ストレスや緊張状態では, 呼吸は浅く速い呼吸（胸式呼吸）になりがちであり, 逆にリラックスした状態では, 深くゆっくりとした呼吸（腹式呼吸）になる. ストレスなどで緊張状態にあるときに, 深くゆっくりした腹式呼吸を行うと, 副交感神経系の活動が賦活されて気持ちが落ち着きやすくなる.

　腹式呼吸法は, 腹部が膨らんだり, 凹ませたりする呼吸方法であり, 身体の力を抜いて口からゆっくりと息を長く吐く（**図11**）. このとき腹部を凹ませながら息を吐き, 苦しくならないところで, 腹部を膨らませながら鼻から息を吸う. 吐く息に注意を向けて, ゆっくりと息を吐くことが重要である. この時に, 身体の緊張も息とともに吐き出すようにイメージしながら脱力すると, リラックス効果が高まる.

（村田　伸）

文献

1) Richard S. Lazarus. Susan Folkman：Stress. Appraisal. and Coping. 1984：本明　寛, 織田正美, 春木豊（訳）, ストレスの心理学―認知的評価と対処の研究, 1991, 実務教育出版.

2) 文部科学省：心のケア各論, ストレスへの対処. https://www.mext.go.jp/a_menu/shotou/clarinet/002/003/010/004.htm. 2020年7月5日閲覧.

3) Philip M Ullrich. Susan K Lutgendorf：Journaling About Stressful Events：Effects of Cognitive Processing and Emotional Expression. *Ann Behav Med*. 2002；24（3）：244-250.

4) 坂野雄二（監修）：学校, 職場, 地域におけるストレスマネジメント実践マニュアル. 2004, 北大路書房

5) GAS研究会：ストレスしのぎ辞典. 2000, 関西健康管理システム研究所

6) Lester Breslow. James E. Enstrom：Persistence of health habits and their relationship to mortality. 1980. *Prev Med*. 9（4）,469-483.

7) 厚生労働省：健康づくりのための身体活動基準2013. https://www.mhlw.go.jp/ stf/houdou/

2r9852000002xple.html, 2020 年 7 月 8 日閲覧.

8）厚生労働省：「健康日本 21」最終評価　平成 23 年 10 月. https：//www.mhlw. go.jp/stf/hou dou/2r9852000001r5gc-att/2r9852000001r5np.pdf, 2020 年 7 月 9 日閲覧.

9）厚生労働省：国民の健康の増進の総合的な推進を図るための基本的な方針. https：//www.mhlw. go.jp/bunya/kenkou/dl/kenkounippon21_01.pdf, 2020 年 7 月 9 日閲覧.

10）Thomas M. Sing H. Belenky G. et al：Neural basis of alertness and cognitive performance impairments during sleepiness. I. Effects of 24h of sleep deprivation on waking human regional brain activity. *J Sleep Res*. 2000；9：335-352.

11）Driver HS. Taylor SR：Exercise and sleep. *Sleep Med Rev*. 2000；4：387-402.

12）厚生労働省健康局：健康づくりのための睡眠指針 2014. https：//www.mhlw.go.jp/file/06-Seisakujouhou-10900000-Kenkoukyoku/0000047221.pdf, 2020 年 7 月 13 日閲覧.

13）Buxton OM. Marcelli E：Short and long sleep are positively associated with obesity. diabetes. hypertension. and cardiovascular disease among adults in the United States. *Soc Sci Med*. 2010；71：1027-1036.

第 6 節　セルフケアの役割

　保健医療の現場では，近年ますます自分の健康を自分で維持・促進・予防するというセルフケア（self-care）の重要性が指摘されている．ストレスケアにおけるセルフケアとは，「人がストレスに気づき，気づいたストレスに対処するための知識と方法を身につけ，実施すること」と定義できる．

1. セルフケアの概念

　ストレスケアを実践する保健医療者にとって，少なくとも 3 つの理由から，セルフケアの概念が重要となる．第 1 に，セルフケアという概念を通じて，これまでそれほど注目を集めてこなかった，いろいろと未整理な包括ケアのアイデアをセルフケア理論という 1 つの考えの中に組み入れ統合できるようになること（Orem. 2001）[2]．第 2 に，セルフケアの概念には，幅広い応用が期待できること．実際，保健医療の研究と実践において，セルフケアの概念は健康-病気の結果を左右する予測変数として，あるいは健康-病気の結果を包摂した説明変数として，さらにはまた健康-病気の結果を媒介もしくは調節する関連変数として用いられている（津田・石橋，2019）[5]．この概念は，ストレスケアの本質と現象を理解する上で強力なツールとなるかもしれない．第 3 に，セルフケアの概念は，健康づくりに直接関係する行動を対象としており，私たちが望ましい方向に変容したいと望む認知と行動を扱うことができる（津田，2009）[7]．これら少なくとも 3 つの理由で，セルフケアの概念は近年いろいろな領域で言及されている（島井・長田・小玉，2020）[4]．

2. ストレスケアにおけるセルフケアの役割

　セルフケアを通じて，日々の健康行動（生活習慣）に対するストレスへの予防的な取り組みを促

し，より高いレベルの健康を開発することにある．Orem（2001）[2]によれば，人は自分の健康とウェルビーイングを実践指向する意図的行為の主体者とみなされる．したがって，人がストレスとうまく折り合いながら，あるいはストレスを糧にしながら，よりよく日常生活を送り，その結果として自らの人生に満足し，その生き方を意義あるものとして感じていれば，セルフケアがうまくできているとみなされる．健康か病気および障害の有無にかかわらず，ストレスケアとしてのセルフケアを心がけることで，今の状態からより高いレベルの健康状態に導くことが可能となる．そのためにも，個人のセルフケア能力に注目することは重要といえる．たとえば，糖尿病などの慢性疾患を有する患者は，健康の維持と増進のために，自分自身の生活態度や習慣の行動変容が求められる．その場合，その人の決断と責任が重要となる．すなわち，自らの健康は自分で管理していくという自己決定に基づく自己コントロールである．

3.　多理論統合モデルにもとづくストレスのセルフケア（ストレスマネジメント）

　ストレスケアの本質は，1次予防としてのセルフケア，すなわちストレスマネジメントにある（津田ら，2011）[6]．ここでは高い評価を世界的に得ている多理論統合モデル（Transtheoretical Model, TTM, Prochaska & Norcross, 2007）[8]にもとづいたストレスマネジメントの実際を紹介するとともに，評価研究の結果を示す（堀内，2010）[1]．TTMは数多く提唱されている健康行動の変容理論のなかでも，汎用性と成功率の高さなどから，最も優れているアプローチの一つとされている．

1）モデルの概要

　TTMは，次の4つの仮説構成体からなる．①行動変容のステージ（ストレスケアとしてのストレスマネジメント行動を日々の生活の中で習慣的に継続してセルフケアしている動機づけの程度，準備状態を反映する），②意思決定のバランス（セルフケア実践の恩恵と負担に対する主観的見積もり），③自己効力感（セルフケア実践に対するポジティブな結果期待と行動変容の自信），④変容のプロセス（セルフケアを促進する認知的・感情的体験と行動的活動の方略）．ストレスマネジメント行動の変容ステージは，セルフケアに対する意思決定と自己効力感の高まり，ならびに変容のプロセスの使用によって上昇すると考える．

2）目　的

　ランダム化比較対照試験（RCT）によって，セルフヘルプ型ストレスマネジメント行動変容のためのワークブック（W）とセルフケアのための処方箋フィードバック（FB）とを併用してストレスマネジメント行動変容を行うW＋FB群と，セルフヘルプ型ワークブックのみで行動変容を行うW群を比較することで，ストレスマネジメント行動変容の有効性（行動変容ステージ，ストレス，コーピングの自覚といったセルフケア活動の指標）を検証した．

3）方　法

　参加同意が得られたストレス自覚のある大学生515名を無作為にW＋FB群とW群に振り分け，インターネット上でTTM関連質問紙への回答を介入前，中，後，フォローアップの4時点

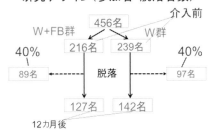

図12　研究デザイン（参加者と脱落者）
（堀内，2010）
W＋FB群：セルフヘルプ型スト
レスマネジメント行動変容のため
のワークブック（W）とセルフケ
アのための処方箋フィードバック
（FB）とを併用してストレスマネ
ジメント行動変容を行う；W群：
ワークブック（W）を用いてスト
レスマネジメント行動変容を行う

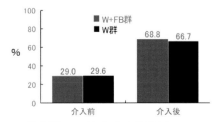

図13　ストレスマネジメント介入（6か月
　　　間）によるW＋FB群とW群のス
　　　トレスマネジメント行動の実行者の
　　　割合の変化（堀内，2010）

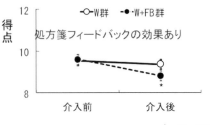

図14　ストレスマネジメント介入（6か月
　　　間）によるW＋FB群とW群のス
　　　トレスの自覚の変化（堀内，2010）

（0，3，6，12か月）で求めた（**図12**）．両群とも
ワークブックを用いてストレスマネジメント行動
変容（日常生活の中で，1日20分間程度，人と
楽しい会話をする，運動する，リラックスする，
社会的活動に参加するといったストレスをコント
ロールするために役立つと思われる健康的なセル
フケア活動）を6か月試み，その後6か月フォ
ローアップされた．介入群はまた，質問紙への回
答に基づいてセルフケアのために有用と目される個別最適化された処方箋フィードバックを介入
前，中，後に3回受け取った．このフィードバックは，参加者にストレスの状態を知らせたり，セ
ルフケアのためのアドバイスを提供したりすることを意図した．

4）結果と考察

　図13に示すように，介入によって両群とも，効果的なストレスマネジメント行動を実施するよ
うになった人の割合は有意に増加した．**図14**は，介入によるストレスの自覚の低下がW群では有
意に生じなかったが，W＋FB群では生じたことを示している．これらの結果は，処方箋フィード
バックの有無にかかわらず，ワークブックによるセルフヘルプ学習によってストレスマネジメント
行動の変容が生じたこと，しかしストレスの自覚はセルフケアに向けた処方箋フィードバックが併
用されていると促進されることを明らかにした．これらの結果は，ストレスケアのためのセルフケ
ア活動に対して，TTMにもとづくストレスマネジメント行動変容が有効であることを示唆してい
る．今後，セルフケアの有効性のみならず，活動の実行可能性や効果性（インパクト），持続性な
どのセルフケア活動の側面についての検討が期待される．　　　　　　　　　　　　　（津田茂子）

文献

1) 堀内　聡：多理論統合モデルによるストレスマネジメント行動変容のためのエキスパート・システムの開発. 久留米大学博士論文. 2010.
2) Orem. D.E.：Nursing：Concepts of practice. 6th ed. Mosby. St. Louis. MI. 2001.（小野寺杜紀・訳, オレム看護論—看護実践における基本概念, 医学書院, 2005.）
3) Prochaska. J.O.. & Norcross. J.：Systems of Psychotherapy. 6th ed. Thompson Brooks/Cole：Belmont. CA. 2007.（津田　彰・山崎久美子・監訳：心理療法の諸システム. 金子書房, 東京, 2010.）
4) 島井哲志・長田久雄・小玉正博：健康・医療心理学入門. 有斐閣, 東京, 2020.
5) 津田彰・石橋香津代：行動変容. 日本保健医療行動科学会雑誌, 2019；34（1）：49-59.
6) 津田彰・外川あゆみ・堀内　聡・金浹淵・鄧　科：多理論統合モデルにもとづく個別最適化ストレスマネジメントの実際. ストレス科学, 2011；26（1）, 9-20.
7) 津田茂子：セルフケア学習.（津田　彰・編：医療の行動科学 2, 北大路書房, 京都, 2009；34-41.）

4. ストレスの予防としてのマインドフルネスの実際とそのエビデンス

マインドフルネスがここ数年世界的に大流行している. アップル, グーグル, フェイスブック, ヤフー, トヨタといった有名企業も社員の生産性向上, ストレス対策のために取り入れている. そもそもマインドフルネスとは「意図的に, 今この瞬間に, 価値判断することなく注意を向けること」という意識の持ち方のことを指す[1]. そしてマインドフルネス瞑想法は「今」という瞬間に完全に意識を集中する方法であり, 古くから仏教において瞑想の中核として禅宗を初めとした様々な宗派で重んじられてきたものである. このマインドフルネス瞑想法をカバトジン（Kabat-Zinn）がマサチューセッツ大学医療センターのストレス低減クリニックで, さまざまな身体疾患を訴える患者に教え, その利用可能性と妥当性を高めていったことが今日の流行の始まりである.

1）マインドフルネスの実際

このクリニックにおけるマインドフルネス瞑想を基盤にしたストレス低減プログラムは8週間で以下の内容から構成されている[2].

（1）呼吸法

目を閉じ, 腹式呼吸を行う. 息を吸い込んだ時に膨らみ, 息を吐いたときに引っ込む腹部に注意を向ける. 自分の心が呼吸から離れたことに気づいたら, 注意をそらさせたものは何かを確認してから, 静かに注意を腹部に戻す.

（2）静座瞑想法

椅子やクッション, あるいはあぐらをかいて座り, 一定の時間（10分〜45分）, 呼吸に注意を向ける. 体の不快感を受け入れ, 心にわいてくる思いを判断することなく観察し, しかし思い続けることなく手放して呼吸に注意を戻す.

（3）ボディースキャン

仰向けになって目を閉じ, 呼吸をしながら, 注意を左足のつま先に向ける. つま先を通って息が出たり入ったりしているかのようにイメージする. その後注意を左足の付け根, 右足のつま先, 右

足の付け根，骨盤，腰，腹部，背中，胸，肩，両手の指先，両腕，両肩，首，のど，顔，後頭部，頭のてっぺんへと移動させる．最後は頭のてっぺんに穴が開いてそこから空気が入り，体全体を通って足の先から出て，今度は足の先から入った空気が頭のてっぺんから出ていくというふうにイメージする．体への感受性を高めるために行う．

（4）ヨーガ瞑想法

ヨーガの様々なポーズ（姿勢）を取りながら呼吸に注意を向け，ポーズを取っているときに生じる感覚にも注意を向ける．

（5）歩行瞑想法

歩きながら呼吸と足の感覚，体全体の動きに注意を集中する．心が足や歩いているという感覚から離れたことに気づいたら，すぐに意識を歩くことに戻す．

2）マインドフルネスの効果

Warnecke ら[3]は 8 週間のマインドフルネス瞑想を医学生に対して行い，介入後に知覚されたストレス，不安，抑うつが減少し，介入終了 8 週間後においてもその効果が持続したことを示している．また Van der Zwan ら[4]は健常者を対象として，運動，マインドフルネス瞑想，バイオフィードバック療法を 5 週間行い，ストレス，うつ，不安，および精神的健康に関する効果を比較検討している．その結果，3 群間に有意差はなかったが，3 群ともに加入前後で有意な効果が認められ，その効果が 6 週間持続したことを報告している．マインドフルネスを基盤としたストレス低減法（Mindfulness Based Stress Reduction：MBSR）の効果に関するシステマティックレビュー[5]によれば，21 の MBSR によってメンタルヘルスが改善し，不安，抑うつの症状が軽減する．効果量は中程度であることが示されている．また身体疾患を持つ患者の健康関連 QOL が向上することも示されている．また Sharma ら[6]は，非臨床群に対して行われた 17 の MBSR についてシステマティックレビューを行っている．それによると MBSR は不安やストレスに関連した心理的症状，身体的症状を改善する効果を持つことが示されている．

3）マインドフルネスの脳内機序

マインドフルネスの効果の脳内機序としては，Taren ら[7]はマインドフルネスのトレーニングによって扁桃体と前部帯状回の結合が減弱することを明らかにした．この扁桃体と前部帯状回の結合は知覚されたストレスと身体的ストレス反応のつながりに関連する部位であるが，この結合が弱まることはストレス反応が起こりにくくなることを示唆している．Taren らはマインドフルネス訓練によってストレスに関連する脳の神経可塑的変化が生じると結論している．また Greenberg ら[8]は 4 週間のマインドフルネストレーニングによって左海馬の量が増大することを示した．この海馬量の増大はワーキングメモリーの改善につながり，海馬量の減少に関連する抑うつ，PTSD，児童虐待の治療にマインドフルネスが役立つ可能性を示唆している．

さらに Brewer ら[9]はマインドフルネスとデフォルト・モード・ネットワークの関連について調べている．Brewer らによると 10 年以上の瞑想経験者はコントロール群に比べて瞑想中にデフォルト・モード・ネットワークの主要部位である内側前頭前野と後帯状皮質の活動が低下していた．さらに瞑想経験者はベースライン期，瞑想中において後帯状と背側前方帯状と背外側前頭皮質の結合が強かった．すなわち瞑想によってデフォルト・モード・ネットワークがよりよく機能するよう

になり，脳を良い休息状態におけるようになることが示唆されている．

4) マインドフルネスの展開

このマインドフルネスはその後，心理療法の領域にも拡がりを見せた．Segal はうつ病の再発予防として，患者のネガティブな思考からの脱中心化を図るために，このマインドフルネスを取り入れたマインドフルネス認知療法（Mindfulness-Based Cognitive Therapy）を開発した．Linehan は境界性パーソナリティ障害に対する認知行動療法の中にマインドフルネスを感情調整のスキル訓練として取り入れた弁証法的行動療法（Dialectic Behavior Therapy）を提唱した．Hayes は，アクセプタンス＆コミットメント・セラピー（Acceptance and Commitment Therapy：ACT）の中でクライエントの体験，「今，この瞬間」との接触を促すエクササイズとしてマインドフルネスを用いている．

以上のようにマインドフルネスはストレス予防としても心理療法としても非常に有効な技法であるが，その使用に当たってはセラピスト自身がマインドフルネスの実践と指導の経験を十分に積んでいることが必要ある．このことはカバトジン自身が当初から，また効果研究のシステマティックレビューにおいても強調されていることである． （上田幸彦）

文献

1) Kabat-Zinn J.：*Wherever you go there you are：Mindfulness meditation in everyday life*. Hyperion, New York, 1994.
2) カバットジン，J. 春木　豊（訳）：マインドフルネスストレス低減法．北大路書房，2007.
3) Warnecke Emma. et al.：A randomised controlled trial of the effects of mindfulness practice on medical student stress levels. *Med Educ*, 45.4（2011）：38：1-388.
4) Van Der Zwan. Judith Esi. et al. "Physical activity. mindfulness meditation. or heart rate variability biofeedback for stress reduction：a randomized controlled trial." *Appl Psychophysiol Biofeedback* 40.4, 2015：257-268.
5) Fjorback. LO. Arendt. M. et al.：Mindfulness-based stress reduction and mindfulness-based cognitive therapy：systematic review of randomized controlled traials. *Acta Psychiatr Scand*. 2011；124：102-119.
6) Sharma M. Rush SE.：Mindfulness-based stress reduction as a stress management intervention for healthy individuals：systematic review. *J Evi Bas Comple & Alter Med*. 2014；19（14）：271-286.
7) Taren AA. Gianaros PJ. Greco CM. et al.：Mindfulness meditation training alters stress-related amygdara resting state function connectivity：a randomized controlled trial. *Soc Cogn Affect Neurosci*. 2015；1758-68.
8) Greenberg J. Romero VL. Elkin-Frankston S. et al：Reduced interference in working memory following mindfulness training is associated with increases in hippocampal volume. *Brain Imaging Behav*, 2019；13：366-76.
9) Brewer JA. Worhunsky PD. Gray JR. et al.：Meditation experience is associated with differences in default mode network activitiy and connectivity. *PANS*, 2011；108（50）：20254-9.

第2章　東洋医学を応用したストレスケア

はじめに

　時代は今，よりよい生き方と幸福感の追求，クォリティ・オブ・ライフ（QOL）の維持向上をめざす積極的健康への意識の高まりを反映した，病気の予防と健康増進を特徴としたものへと変遷している．このような医療におけるパラダイム変換に対応して，全人的立場より総合的に患者を把握し，予防医学まで視野に入れた新しい治療・ケアシステムが必要になってくる．医療者の指示通りにしていれば病気が治るという時代ではなく，患者自身が自分の病気を自覚し，適切な行動を起こし，あるいは行動を変えることが必要になってくる[1]．

　東洋医学は，約2000年以上の長い歴史を有する伝統医学であり，現在，世界各地で臨床，研究が行われている．特に，わが国においては，長年にわたり，東洋医学の専門家が行う治療の他，民間療法としても国民に活用されてきた経緯がある．すなわち，単なる治療医学のみならず，養生医学や未病医学としての歴史と実績がある．今後は，セルフケア領域において，更なる研究の推進と，情報発信を行い，国民の保健・医療に貢献すべき使命があると考える．

第1節　ストレスケアの基礎

1. 東洋医学とストレスのセルフケア

1) 意義と役割

(1) 有効性・安全性・簡便性・経済性

　アジアで誕生した東洋医学は，鍼灸，指圧・あん摩，柔道整復術，気功・導引，瞑想，漢方療法など多くの種類を有している．そして，それぞれに共通する特徴は，その有効性と同時に，安全性，簡便性および経済性を兼ね備えている点である．まず，有効性であるが，例えば鍼灸を例に挙げると，WHO（世界保健機関）は適応疾患として43疾患を認め，NIH（アメリカ国立衛生研究所）の鍼に関する合意声明（NIH Panel Issues Consensus Statement on Acupuncture, 1997/11/5）では科学的根拠やデータから可能性も含めて有効である病態を示しており，適応はそれらに限定されるものではないとしている[2]．また，近年，東洋医学が地震の災害時のケア活動，発展途上国における施術活動など，その特徴を生かした活躍の実績は，その有効性のみならず，安全性・簡便性・経済性においても優れているということを物語っている．WHOはこれら長所を生かすべく，プライマリーヘルスケアシステムの構築において，各国の伝統医学を応用することの重要性を強調している[3]．

　そもそもセルフケアとは「自分のできる範囲で自分の面倒をみる」行動である．ただし，いくらそのケアの有効性が高いものであっても，その方法自体が，負担が多いものであったり，時間がかかりすぎたり，高価なものであったり，危険性があり参加者に受け入れられないものであれば，実

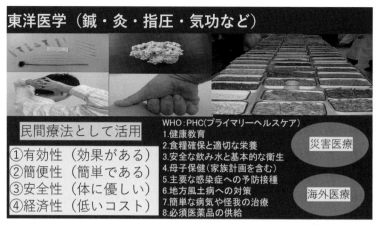

図1　東洋医学のセルフケアの意義

際に日常生活の中でその方法を利用してもらうことは難しいといえる．そのため，セルフケアの場合，その手法の有効性の評価に先立って，安全性や経済性と共に，ユーザビリティを評価することが求められている．本書で紹介する様々な東洋医学を用いたセルフケアは，これらの点において優れている方法であるといえる．以上を図1のようにまとめることができる．

（2）健康増進・予防医学的効果

　鍼灸医学のバイブルとも言われる「黄帝内経：素問・霊枢」には，治療医学の他，予防医学的視点からの記載が多い．

　「已病」は既に病気として完成した状態で，已病になってから治療を始めても遅く，未然に病気にならないようにすることが，最高の医療であるとしている．つまり，未病治という概念があり，病気になる前の予防行為の重要性を説いている[4]（図2）．具体的に未病の状態とは，鍼灸医学では内因（精神的なストレス），外因（気候変化など環境のストレス），不内外因（それ以外のストレス：生活習慣の乱れ，不慮の事故，外傷など）により，体内の気血が変動を起こした状態である．心身のアンバランス状態であるこの時期が，内臓機能の低下や外邪の侵襲を受けやすく，病気が発生し易い状態である．そこで，この状態において，経絡経穴上に出現する反応を診断・施術し，予

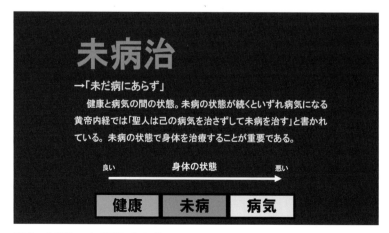

図2　未病治：未だ病にあらず

防処置を行うことが重要となる．言わば，この経絡経穴系は，心を含めた体の病的な状態を知らせる警告系であり，同時にその病的状態を正常に戻すための治療系ということができる．このため素早く心身の変化を捉え，変化させることが可能なのである．また，漢方医学でもこの未病治が診療面で重要視されている．特に「医食同源」の教えは，毎日の食生活の中に，病気を予防するクスリがあり，健全な心身づくりの基礎があることを示してくれている．

　さらに，太極拳，気功，柔道体操なども，毎日繰り返すことで，生体内のエネルギーである気を強化することに繋がり，体質を改善し，健康を増進する効果が期待できる．

2）予想される治効機序

　現在，臨床で，実際に行われている様々な治療法は，外科療法，物理療法，精神療法，薬物療法等に大別することができる．そして，鍼灸，あん摩・指圧，柔道整復術，気功等は，東洋医学系物理療法と言われ，物理療法の一種に位置づけられる．これら治効メカニズムの本質は，生体内調整系や，自然治癒力の賦活であり，その効果は幅広く，脳神経系，自律神経系，内分泌系，免疫系，鎮痛系など，多岐に及ぶ（**図3**）．

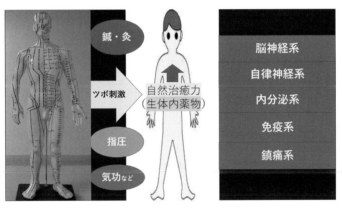

図3　東洋医学系物理療法（鍼灸・指圧・気功など）

　例えば，鍼灸刺激の場合，体表の経穴・経絡に加えられた刺激は，比較的軽微な刺激ではあるが，その効果は，局所にとどまらず，脳の視床下部・下垂体に作用し，自律神経系や内分泌系を介して，全身に伝えられることが知られている[2]．また，体表からの刺激が，癒しホルモンといわれる脳内のオキシトシンの分泌を促すことや，軽微な快刺激が，脳報酬系へ影響を与え，精神活動に関係するドーパミン，セロトニン等，脳神経伝達物質に変化をもたらすことも研究されている[5]．このように，自然治癒力の賦活に立脚した治療法であるため，副作用がなく，生体のホメオスタシスを維持した状態で，生体のアンバランス状態を調整し，生体機能を向上させることができる．

　一方，漢方薬は天然の植物や鉱物など，生薬を組み合わせて処方されるもので，治療法の分類としては，薬物療法に属する．ただし，人工的な化学薬物とは異なり，体のアンバランス状態の調整や，気血の巡りを改善させることなどを目的とする．原料自体が自然界からの物質であり，自然調和的であり，体にやさしい療法ともいえる．

　そもそも心と体は別々に機能しているのではなく，相互に影響を及ぼし合っている．また，最近の研究では脳と自律神経，内分泌系，免疫系との間には密接な関係があり，各種神経伝達物質，ホ

ルモン，神経ペプチド，サイトカイン等が協力しあい，生命を維持していることが明らかにされている[6]．鍼灸などの物理療法や，漢方による薬物療法等は，これら生体内に元々存在する生体の調整系に作用するもので，体のバランスを調整し，生体に本来備わっている治癒力を強化させることが，共通の目的である．多くの病は，体の調整系の不具合や，自然治癒力の低下が原因である可能性が高い．そのため，これら治療法は，現代ストレス時代における疲労や，半健康症候群に対する対策としても有効である．また，自然治癒力の向上は QOL の向上にもつながる．さらに，体にやさしい医療は小児や高齢者に対しても適している．

（本田泰弘）

文献

1) 津田彰，馬場園明：現代のエスプリ 健康支援学―ヘルスプロモーション最前線．至文堂．2004；35-48．
2) 東洋療法学校協会・編：東洋医学概論．医道の日本社．1995；48-68．
3) 渡邉勝之，篠原昭二：プライマリー・ヘルス・ケア・システムにおける伝統医学の存在意義．明治鍼灸医学．1997；20：65-80．
4) 矢野忠・久住武・編：伝承医学．人間総合科学大学．2002；195-203．
5) 加藤麦：拘束ストレスラットへの鍼通電刺激の脳内モノアミンに及ぼす影響．明治鍼灸医学．2001；27：27-45．
6) 神庭重信：精神免疫学の基礎と臨床．全日本鍼灸学会雑誌．2001；51：12-29．

2. セルフケアの実際

1) 実施にあたっての注意事項

　東洋医学を応用したストレスのセルフケアは，基本的に安全性の高い方法である．ただし，セルフケアを実施するにあたっては以下の注意事項に留意する．

(1) 一般的諸注意

・本書を読み，正しいやり方で行い安全を第一に実施する．
・セルフケアは自身で行うケアであり，基本的に自分以外へは行わない．
・セルフケアは，適度な温度と湿度および十分に換気が行える環境で実施する．
・身体を動かすセルフケアでは，通気性があり，軽く動きやすい服装での実施が望まれる．
・セルフ灸や低周波治療器などの市販の医療器具や，機器を使用するセルフケアでは，首や腕あるいは足を出しやすい服装で行う．また，実施にあたっては事前に添付文書（注意事項）をよく読む．
・身体を動かすセルフケアでは，つまずいて転倒したり，人や物に当たる場合があるため，周囲を片づけてから行う．また，隣の人との距離を十分にとってから実施する．
・過度な刺激や運動は，身体を痛めたり症状を悪化させる．そのため無理のない範囲で実施する．特に高齢や小児の場合は過度にならないようにする．
・妊婦や妊娠の可能性のある方は慎重に行うべきで，不安や心配がある場合は，実施を避ける．

(2) 病気や外傷を有する場合

病気や外傷を有する方がセルフケアを実施する場合，以下のことに注意する．

・医師に無断で継続中の治療を中止あるいは中断することは決して行わない．また実施にあたっては，かかりつけの医師に相談する．

・骨折など，外傷部位への実施は避ける．

・急激な動作や激しい運動あるいは強い刺激は，症状を悪化させる．また，脳貧血やバランスを崩しての転倒にも注意する．徐々に開始する，あるいは弱い刺激から始める．

・感覚麻痺（知覚鈍麻）のある方は，セルフ灸や電気温灸器（バンシン®・一灸®）あるいは低周波治療器の実施は避ける．刺激過多に気づかずに熱傷や組織損傷を引き起こすので注意する．

・重度の糖尿病や長期ステロイド服用の方は，小さな傷口から感染症を引き起こすためセルフ灸や電気温灸器（バンシン®・一灸®）の実施は避ける．

・運動麻痺のある方は，転倒など不慮の事故が起きる可能性があり，十分な注意が必要である．実施にあたっては介助者のサポートが望まれる．

・食物アレルギーや食事制限のある方が食事療法を実施する場合は，医師や栄養士に相談してから実施する．

(3) セルフケア前の注意事項

以下の場合は体調や症状を悪化させる可能性があり，セルフケアの実施を避ける．

・体温や血圧が高い，動悸や息切れがする，過度な寝不足など，体調がすぐれない場合

・食事直後や激しい運動の直後の場合

・飲酒後あるいは二日酔いの場合

・体が著しく衰弱している場合

(4) セルフケア中の注意事項

身体に異常を感じた場合は，直ちにセルフケアを中止する．

・動悸，呼吸困難，気分不良となった場合

・意識が薄れそうになった場合

・身体に強い痛みや，違和感を感じた場合

・既存の症状が悪化した場合

(5) セルフケア後の注意事項

・セルフケア直後の運転や入浴は避けることが望まれる．

・セルフケアを続けても症状が改善しない，あるいは悪化するなどした場合は，医師の受診を考慮する．

・ツボ刺激など皮膚にセルフケアを行った後，刺激皮膚部にアレルギー反応など特殊な反応が現れた場合は，直ちにセルフケアを中止する．

2) セルフケア別の注意事項

(1) 自己指圧・マッサージ，運動療法（気功等）

過度な指圧やマッサージあるいは急激な動作や無理な動作は，筋や腱あるいは関節を痛めることがあるので徐々にほどよい力で行う．特に整形外科疾患を有している方は，我慢できる痛みの範囲内で行うべきであり，外傷の急性期や炎症の強い時期には実施すべきでない．

(2) セルフ灸

・セルフ灸では熱傷と火事に注意する.

・事前に消火するための水を用意しておく.

・煙が出るので換気を十分に行う.

・顔面部や陰部, 炎症部位, 皮膚に損傷のある部位, 知覚障害のある部位には行わない. また, ホクロを避けて行う.

・熱さの感じ方や皮膚の強さには個人差がある. 初めて行う場合は, 温度の低いものからはじめ自分にあったものを選んで使用する.

・熱ければ効果が高いというものではないので, ほどよい温度で行い, 熱いと感じたら, 無理をせず取り除き中止する. なお, 燃焼中の台座灸を取り除く際は熱傷に注意する.

・台座灸は完全に冷めてから取り除く. 火が消えても台座が高温の場合があるので注意が必要である.

・台座灸は水で完全に消火してから廃棄する.

・熱傷がおきた場合, すぐに氷水などで冷やす. 熱傷部位は清潔に保ち, 水疱を掻爬したり湿布を貼ったりしない. また, 熱傷の治療は薬剤師か医師に相談する.

(3) 貼付型円皮鍼 (市販されているもの)

特に誤刺 (誤って自身や他人に刺すこと) に注意が必要である.

・常に新しいものを使用するようにし, 再使用はしない.

・創傷や炎症など皮膚が正常でない部位には貼付しない.

・眼周囲への貼付の際, 落下による眼球の損傷に注意する. また, 耳介への貼付の際は, 耳孔への落下に注意する.

・金属やテープにアレルギーがある場合, 使用を避ける.

・貼付後, 局部に痒みや痛みなどの違和感を生じた場合は外す.

・水により剥がれやすくなるため, 入浴や水泳あるいは発汗を伴うような運動の前には外す.

・破損や皮膚への埋没の可能性が高くなるため長時間 (日をまたぐ) の貼付を避ける.

・円皮鍼が皮膚に埋没し除去が困難な場合は, 医師の診療を受ける.

・貼付ならびに廃棄においては誤刺に注意する. また, 他人が誤刺しないよう紙等に包んで廃棄する.

(4) 家庭用貼付型接触粒

・創傷や炎症など皮膚が正常でない部位には貼付しない.

・金属やテープにアレルギーがある場合, 貼付を避ける.

・眼周囲への貼付の際, 落下による眼球の損傷に注意する. また, 耳介への貼付の際は, 耳孔への落下に注意する.

(5) ツボ押し棒, 体表刺激装置 (擦過器具)

ツボ押し棒を使用する場合は, 押す圧が強すぎないよう注意する. また, 皮膚をこする (擦過) 器具を使用する場合, 皮膚に発疹などがある場合は使用すべきではない.

(6) 低周波治療器

・過度な刺激は, 筋や腱あるいは関節を痛める可能性があるので, 心地よい刺激強度で実施する.

・創傷や炎症など皮膚が正常でない部位へ電極を装着しない.

・心ペースメーカーや他の埋め込み機器を装着している方は，誤動作の怖れがあるので実施を避ける．

(7) 低出力レベルレーザー治療（LLLT）

・眼を損傷する可能性があることからレーザー光線を直視しない．特に顔面部や前頚部へ照射する場合は，専用のアイマスクをするなどしてレーザー光が眼に入らないようにする．

・照射時間や照射回数は使用する機器の添付書類（注意事項）に従う．

・創傷や炎症など皮膚が正常でない部位には照射しない．また，ホクロへは照射しない．

・光線過敏症など光による障害をもつ方は使用を避ける．

(8) 電子温灸器 バンシン®，一灸®

・事前にその添付書類（注意事項）をよく読む．

・顔面部や陰部，炎症部位，皮膚に損傷のある部位，知覚障害のある部位へは行わない．

・熱さの感じ方や皮膚の強さには個人差がある．初めての場合は低い温度から行う．

・熱ければ効果が高いというものではない．ほどよい温度で行う．

・熱傷を生じることがあるため同じ部位に繰り返し行うことは避ける．

・熱傷がおきた場合はすぐに氷水などで冷やし，熱傷部位を清潔に保つ．水疱を掻爬したり湿布を貼ったりしない．また，熱傷の治療は薬剤師か医師に相談する．

(9) その他の医療器具や機器（ストレスフリー療法，振動マッサージなど）

・実施にあたっては事前に添付文書の注意事項をよく読んで，安全を第一に使用する．

(10) 食事療法

・食事療法の実施にあたっては，栄養や食事量が偏ることがないようにする．

・食物アレルギーや食事制限がある場合は，事前に成分を確認する．

（新原寿志）

文献

1) 坂本歩［監］：（公社）全日本鍼灸学会学術研究部安全性委員会［編］．鍼灸安全対策ガイドライン．2020 年版．医歯薬出版．東京．2020．

2) 東洋療法学校協会，教科書執筆小委員会［著］：あん摩マッサージ指圧理論．医道の日本社．東京．初版．2016．

3) 廖登稔：電気鍼・TENS・レーザー鍼療法の実際．初版．医歯薬出版．東京．1999．

4) 小川節郎［編］：低反応レベルレーザーと直線偏光近赤外線—光線療法の基礎と臨床．初版．真興交易．東京．2001．

第2節 セルフケアの実際

　ツボ（経穴）は，人体の体表に分布するポイントであり，体が不調になった時，コリや痛みなど反応が現れやすい部位であり，同時に治療を施す点でもある．2006年WHO/WPRO主催の経穴部位国際標準化公式会議において，361穴の標準化経穴が正式に決定された．しかし，実際には，その他にも多くのツボが存在することが知られている．**表1**は，第2章の各執筆者が，ストレス反応を緩和させるために有効なツボを，①研究の成果，②東洋医学の理論，③経験的な立場等より，紹介したものである．ストレスによって生じる様々な症状を緩和させるために有効なツボがまとめられている．

　なお，一般的にストレス反応を緩和させるツボとして広く用いられている百会，足三里，合谷，三陰交等は，各セクションにわたり推奨されているが，刺激方法が微妙に異なっている場合がある．これは，臨床から導き出されたコツであり，よくその刺激の方法を守り，効果を上げてほしい．

表1 東洋医学を応用したセルフケアで使用する経穴一覧

1) **気分の乱れ**：完骨，天容，扶突．（その他）労宮，魚際，行間，湧泉
2) **睡眠障害**：神門，内関，三陰交，百会，太渓，太衝，合谷．（その他）湧泉，失眠
3) **肩こり**：肩井，天柱，風池，膏肓，曲池，手三里，合谷
   頭　痛：上記のほかに，片頭痛；頭維，頷厭，懸顱，懸釐，下関，三叉神経が原因の頭痛；眼窩上切痕（第1枝）領域；陽白，頭臨泣，眼窩下孔．（第2枝）領域；大迎，オトガイ（第3枝）領域；承泣，四白，（その他）井穴；少衝，中衝，隠白，湧泉，大敦，商陽，少沢，関衝，厲兌，至陰，足竅陰，原穴；太淵，神門，大陵，太白，太渓，太衝，合谷，腕骨，陽池，衝陽，京骨，丘墟
4) **消化器系（胃腸の調節・下痢・便秘）**：
   足三里，豊隆，太白，合谷，中脘，天枢，胃の六つ灸，内関．（その他）太衝，太渓，三陰交
5) **循環器系（高血圧・冷え症）**：
   手三里，肩井，膝陽関，湧泉，八風，（その他）耳穴；交感，高血圧，神門，降圧点
6) **アレルギー疾患（アトピー性皮膚炎・喘息・アレルギー性鼻炎）**：
   アトピー性皮膚炎；天容，人迎，中脘，関元，**喘息**；太淵，尺沢，中府，関元，肺兪，脾兪，腎兪，**アレルギー性鼻炎**；迎香，大椎，合谷，（その他）耳ツボ；神門，鼻眼浄点，副腎，内分泌
7) **感覚器系（心因性視力障害・心因性めまい・咽喉頭異常感症）**：
   太陽，天柱，風池，天牖，合谷，列缺，（その他）膻中，手三里，太衝
8) **メンズヘルス**：
   男性更年期：三陰交，大渓，足三里，肝兪，脾兪，仁兪，関元，**勃起障害・男性不妊症（精子無力症）**；上髎，次髎，中髎，下髎，気衝，**脱毛症**；闇三針；防老穴，健脳穴，（その他）百会，合谷，太衝，神門，大陵
9) **レディースヘルス**：三陰交，太衝，神門，（その他）合谷，百会，印堂，風池
10) **美　容**：顔面部；攅竹，巨髎，顴髎，耳ツボ；神門，眼（顔），噴門・胃，飢点，内分泌，肺，（その他）合谷，三陰交，足三里，太衝
11) **高齢者（免疫力強化等）**：足三里，（その他）中脘，F点
12) **慢性疼痛**：合谷，（その他）中脘，足三里

1 気分の乱れ

1）ストレスと気分の乱れ

　ストレッサーが生体に加わると，いわゆるストレス反応が起こることが知られている．ストレス反応は，①心理面，②身体面，③行動面の3つに分類できる[1]（図1）.

　この中で，特に心理面に現れる気分の乱れは，不快である．しかし，ツボを用いたセルフケアを行うことで，ある程度，気分の不調をコントロールすることができる．症状を自覚した場合，出来るだけ早い時期からセルフケアを行うとよい．

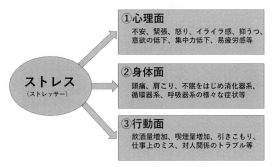

図1　生体の3つのストレス反応

2）セルフケアの実際

首の3つのツボを毎日（朝，昼，夕）自己指圧する

　図2は，気分の不調を調整するのに有効な，頚部にある3つのツボの位置を示している．A点は完骨，B点は天容，C点は扶突である．3つのツボの位置は比較的近く，自分自身の母指で押しやすい場所にある．以下実際の自己指圧の仕方を示す．

　まず，①両手を頭の後ろで組み支え，両母指のみが自由に動く状態にする（図3）．②両母指の指腹（指紋部）で，頚部にある完骨，天容，および扶突の順番に，それぞれのツボを首の中央に向かって，気持ち良い感覚が出るまで垂直に押す（図4）．実際に各ツボを押す時間は左右同時に1か所につき5秒間で，左右3か所への刺激を1クールとしてそれを5回繰り返す．

3）セルフケアのポイント

　頚部にある3つのツボの自己指圧の効果は即効性があり，その効果は押した直後に現れる．気分がすぐれない時，行うと効果を実感できる．また諸注意を守りながら起床後，昼，就寝前の1日3回，毎日繰り返し行い，習慣づけることが大切である．気分が不調な時は，その都度行う．仕事や勉強をしながら，椅子に座ってもできる．また，家でテレビを見ながら，ベッド上に寝た状態等，どんな姿勢でも行うことが可能なので便利である．ポイントは，A点，B点，C点をできるだけ正確に押すことである．それぞれの正確な位置は，図5, 6, 7に示したツボの簡単な見つけ方を参照する．1か所を押す時間は約5秒間であり，気持ちがよい感覚が出るまで自己指圧を行うことが大

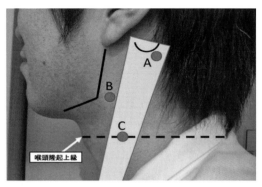

図2　頚部にある3つのツボ　A点：完骨　B点：天容　C点：扶突

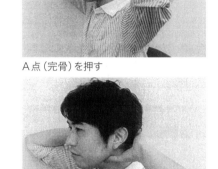

A点（完骨）を押す

B点（天容）を押す

C点（扶突）を押す

図4　A点（完骨），B点（天容），C点（扶突）の押し方

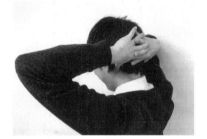

図3　両手を頭の後ろで組み支えとし，母指でツボを押している様子

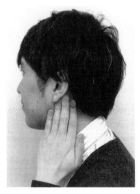

図5　A点（完骨）の見つけ方

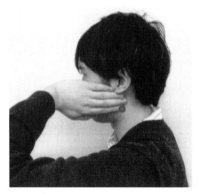

図6　B点（天容）の見つけ方

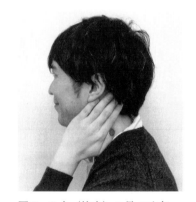

図7　C点（扶突）の見つけ方

切である．気持ちがよい感覚が出るように行うには，圧す母指の指紋部を用いる．また急に圧を加えないようにして，徐々に圧を加えることがコツである．

（1）A点：完骨の簡単な見つけ方

両方の5本の指を揃え，第4指の指紋部を耳たぶの後のくぼみにあて，その状態で両脇をできるだけ下方にさげ，手が垂直位になった状態で，第2指の指紋部のあたるところが，完骨である（図5）．

（2）B点：天容の簡単な見つけ方

両方の5本の指を揃え，第4指の指紋部を耳たぶの後のくぼみにあて，その状態で両脇をできるだけ上にあげ，手が水平位になるように位置し，この状態で第2指の指紋部のあたるところが，天容である（図6）．

（3）C点：扶突の簡単な見つけ方

両方の5本の指を揃え，第5指の指紋部を耳たぶの後のくぼみにあて，その状態で両脇をできるだけ下にさげ，手の角度が水平面に対して約45度になった状態で第1指の指紋部のあたるところが，扶突である（図7）．

4）セルフケア（3点自己指圧）の効果とメカニズム

この3点自己指圧法を行った結果，短期効果と長期効果をいずれも認めることができた．以下，その研究データを示す．実際，気分の状態を測定する尺度であるPOMSを用いて測定すると，自己指圧直後では，図8の中で○が付いている「緊張－不安」，「抑うつ-落ち込み」，および「疲労」の下位尺度得点が有意に減少し，「活気」の得点が有意に上昇することが明らかになった[2]．また，

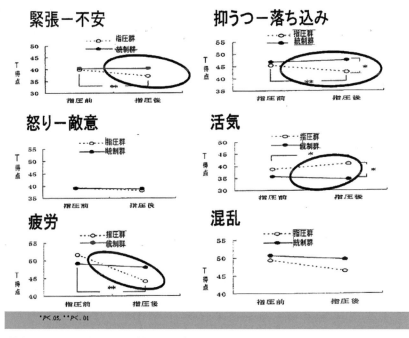

図8　指圧に伴うストレス反応の推移（短期効果）
　　3点頚部指圧の単回の実施によって，「緊張－不安」，「抑うつ-落ち込み」，および「疲労」の下位尺度得点が有意に減少し，「活気」の得点が有意に上昇することが証明された．したがって，本研究の結果，経絡指圧メニューを1回行うことは，「緊張-不安」，「抑うつ-落ち込み」，および「疲労感」を一時的に緩和させ，「活気」が上昇する上で有効であることが示された．

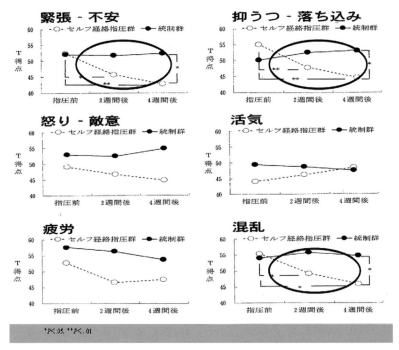

図9　指圧に伴うストレス反応の推移（長期効果）
　　　「緊張-不安」,「抑うつ-落ち込み」,「混乱」の下位尺度得点は, それぞれ経絡指圧メニューを実施し
　　始め2週間目, 4週間目と指圧群においてのみ有意に減少した. これらの結果は, 定期的に実施する
　　指圧群が「緊張-不安」,「抑うつ-落ち込み」, および「混乱」を減少させる上で有効であることを示
　　している.

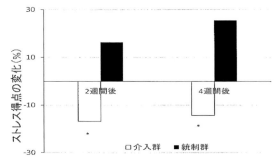

図10　ストレス得点の変化率

表1　ユーザビリティーの検討⇒高い評価

	はい	いいえ
所要時間は長いと感じた	26.8%	73.2%
日常生活でも手軽にできる	97.6%	2.4%
楽しかった	75.6%	24.4%
今後もしてみようと思った	78.0%	22.0%

　毎日3回ずつ継続して定期的に4週間行った結果, **図9**に示すように, 指圧群が「緊張-不安」,
「抑うつ-落ち込み」, および「混乱」を減少させることも判明した[3]. また, POMS以外の指標
（RISCI）を用いて, 気分の面ではなく脅威であると評価されたストレッサーの経験頻度からも研
究を行ったところ, **図10**に示すように, 明らかに2～4週間で効果が現れ, ストレス得点が減少し
ていることが分かる.
　　ユーザビリティ（使いやすさ）についても, 調査では, 75%以上あるいはそれ以上の参加者がセ
ルフ指圧は時間が長くない, 手軽に行える, 楽しい, そして今後もしてみたいものであると高評価
を得ることができた[2]（**表1**）.

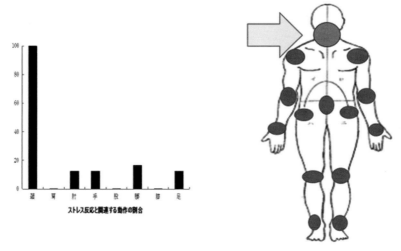

図 11　頚部の関節の動きが悪いとストレス度が高い

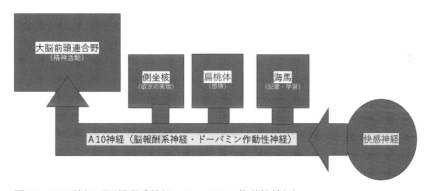

図 12　A10 神経（脳報酬系神経・ドーパミン作動性神経）

　次に心の乱れを調整するセルフケアの治効メカニズムとして，以下の 3 点を挙げることが出来る．

(1) 頚部の運動が悪い場合，ストレスの自覚が高い．

　この 3 つのツボを導き出した根拠は，全身の関節運動と，ストレスの自覚について研究を行ったところ，**図 11** に示すように全身の関節の中で，特に頚部の運動（前屈，後屈，左右側屈）の動きがスムーズでない場合に，本人のストレスの自覚度が高い傾向にあることが明らかになった[4]からである．**図 12** に示した 3 つのツボ（完骨，天容，扶突）は，頚部の運動（前屈，後屈，左右側屈）の動きを改善するために有効な頚部に位置するツボである．すなわち心の乱れが何らかのかたちで全身に作用し，体全体の経絡の状態をアンバランスにしているため，全身の経絡が関係し走行する頚部のツボを用いてその乱れを調整しようとしたものである．

(2) A10 神経の賦活

　現在，**図 12** に示した脳幹にある A10 神経が注目されている．この神経は，脳報酬系神経やドーパミン作動性神経とも言われており，快刺激で活性化することが知られている．怒りや恐怖など感情に関係する扁桃体や，やる気に関係する側坐核など，精神系に関係するエリアに特化して走行するため，ストレスによって引き起こされる気分の調整に関与するものと考えられている[5]．今回のセルフケアでは，3 つのツボを指圧の刺激で気持ちがよい感覚が出るまで押すことをポイントとし

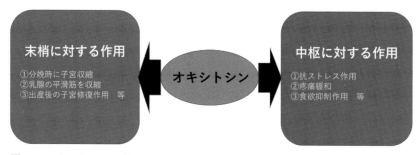

図13　オキシトシンの作用

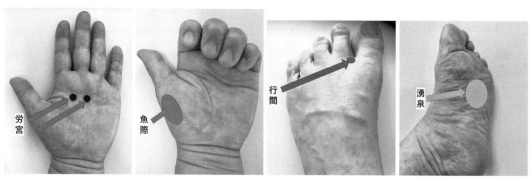

図14　労宮，魚際，行間，湧泉

ている．指圧による快刺激により，ドーパミン作動性神経が賦活し，気分の乱れを調整する作用に
関わったものと推測される．

(3) オキシトシンの分泌

また，オキシトシンの関与も考えられる．このホルモンは，以前より分娩時に子宮を収縮させる
等，末梢組織に対する作用がよく知られている．最近では中枢神経系における作用も解明されつつ
ある．癒しホルモンともいわれ，脳の様々な部位に作用し，その働きを調整しており，抗ストレス
作用等があるとされている（図13）．

例えば，これにより，抑制系のニューロンであるGABAニューロンが興奮し，恐怖に対する行
動が抑制されるなど，そのメカニズムが科学的に解明されつつある[6]．オキシトシンは皮膚への刺
激でも分泌されるため，今回紹介したセルフケアの作用機序としても考えられる．

5) その他の経穴（ツボ）

気分の不調に対し，頚部3点以外にもさまざまな経穴が有
効であることが経験的に知られている．図14に示したツボ
の自己指圧も試してよい．押し方は，頚部のツボと同様，各
ツボに対し気持ち良い感覚が出るまで1か所につき5秒間を
目安に垂直に押し，これを5回繰り返す．また，魚際や湧泉
の周囲は，その部を気持ちがよい感覚が出るまでゆっくりも
むとよい．また，市販で手に入る，家庭でできる温熱刺激器
具を用いて，これらのツボに刺激を行うのもよい（図15）．

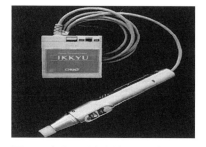

図15　家庭用電気刺激装置（「IKKY
U」株式会社チュウオー社製）

6) 注意事項

　本書で紹介したセルフケアは，一般的な心理面のストレス反応（緊張・不安・抑うつ・落ち込み・疲労感など）に対する方法である．ただし，この方法を行っても，症状がなかなか改善しない場合や，症状が長期間続くようであれば，専門医（精神科，心療内科，など）に相談する．こころに関する病態には，多くの専門的見地からのアプローチが必要な場合もあるからである．

（本田泰弘）

文献

1) 服部祥子, 山田冨美雄・編：包括的ストレスマネジメント．医学書院．2006：17-47．
2) 本田泰弘, 津田　彰, 堀内　聡：セルフ経絡指圧が気分に及ぼす急性効果とそのユーザビリティーに関する研究．久留米大学心理学研究．2012；11：15-22．
3) 本田泰弘, 津田　彰, 堀内　聡：セルフ経絡指圧がストレスに関連した気分に及ぼす効果．健康支援．2013；15：49-54．
4) 本田泰弘, 津田　彰, 堀内　聡：自覚ストレスの評価法としての頚部経絡テスト．東洋医学とペインクリニック．2013；42：56-67．
5) 加藤麦：拘束ストレスラットへの鍼通電刺激の脳内モノアミンに及ぼす影響．明治鍼灸医学．2001；27：27-45．
6) 高橋徳：オキシトシン健康法．アスコム．2016：10-28．

② 睡眠障害

　不眠に代表される睡眠障害は多くの国民が身近に感じる臨床症状である．不眠は国民の 5 人に 1 人が訴えており，60 歳以上では更に多い．不眠は高血圧，高脂血症，糖尿病などの生活習慣病とも密接に関係している．また，アメリカ精神医学会が出版している精神疾患の診断基準・診断分類である「精神疾患の診断・統計マニュアル（Diagnostic and Statistical Manual of Mental Disorders：DSM)」において「睡眠-覚醒障害群」という分野を形成しているように，ストレスなどに起因する心身の障害と関係が深い[1]．厚生労働省は「健康づくりのための睡眠指針」を 2014 年に発行しており，その中では睡眠衛生教育の重要性を指摘し，セルフケアのための「睡眠 12 箇条」（p.36；**表 7 参照**）を提言している[2]．

　このように，睡眠障害にセルフケアは有用であるが，正しい睡眠障害への知識とセルフケアの適否を理解する必要がある．すべてをセルフケアで対処するのではなく，必要な医療を受診することは重要である．

1) 適切な睡眠衛生習慣

(1) 睡眠時間

　NHK は 1960 年から 5 年に 1 回国民生活時間調査を実施している[3]．2015 年の調査では，日本国民の平均睡眠時間は平日で 7 時間 15 分，土曜日で 7 時間 42 分，日曜日で 8 時間 3 分と休日の方が長い傾向にある．睡眠時間は調査開始から一貫して減少傾向を示していたが，近年は改善傾向に

ある．年代別では 30〜50 代が平日の睡眠時間が短い．一般的に睡眠時間は年代が進むにつれて減少し，高齢者は早朝覚醒傾向にあるとされる．そのため，若い時や他の人物と自身の睡眠時間と比較して不安を感じる者は多いが，日中の体調に問題が生じなければ気にすることはない．睡眠時間は人それぞれで，比較する必要はない．

(2) 睡眠と体内時計

人間の体内環境は「体内時計」で調整されている．睡眠と覚醒も同様である．よって，自身の「体内時計」を適切にメンテナンスすることが重要である．地球の 1 日は 24 時間であるが，人間の体内時計はやや長い．この「体内時計」は朝日を浴びることでリセットされるため，「朝日が入る部屋で就寝する」ことが望ましい．眠気は「体内時計」がリセットされてから約 14 時間で感じるようになる．朝 6 時に起きて朝日を浴びたら夜 20 時頃に眠くなるので，早起きが早寝を作ることになる．休日に睡眠時間が長くなる傾向があるが，起きる時間をずらすと体内時計にずれが生じるので，毎日規則正しい時間に起床した方が良い．

一方，入床前に強い光を浴びることは入眠を悪化させる．夜の照明は普段よりも 1 段階暗くする，寝ながらテレビやスマートフォンを眺めるなどは控えた方が良い．目覚めたら朝食を摂って体温を上げることで体はしっかりと覚醒する．昼食・夕食も規則正しく摂ることが重要で，就寝直前の食事は体温を上げて入眠を妨げるので控える．

(3) 生活習慣と睡眠

日常の習慣も睡眠に深く影響する．睡眠は肉体の疲労を回復する役割もあるので，日中の適度な運動は睡眠の質を高める．しかし，就寝前の過剰な運動や 42 度以上の高温の湯での入浴は自律神経の興奮や体温の上昇に繋がって入眠を悪化させるので控えた方が良い．就寝前の刺激物（カフェインの入った飲み物など）も睡眠の質を悪化させるので控えた方が良い．ただし，自身のリラクゼーション法として実施していることは否定しない．好きな音楽やアロマセラピーなどを利用してリラックスしよう．日本人の多くは，眠れない時に飲酒する者が多い．しかし，飲酒は眠りを浅くし，利尿作用によってトイレで目が覚めてしまうなど，逆効果である．

睡眠に関して誤った認識を持っている者は比較的多い．睡眠に不満を持っている者は，自身の生活習慣や睡眠環境を見直すことで快適な睡眠を取り戻すことができる．快適な睡眠は心身の安定をもたらし，ストレスの解消にも役立つ．「経穴（ツボ）」を使ったセルフケアとともに，生活を見直すことで快適な睡眠を得ることができる．

2) セルフケアの実際

(1) 東洋医学を背景に考える．

東洋医学において不眠は，精神的な問題として認識されることが多く，ストレスによる抑うつ，不安，怒りなどと関係が深い．また，体力や栄養状態との関連も指摘され，飲食の不調や過労が問題となる．

不眠に対する配穴にはいくつかの経穴（ツボ）が提示されている[4]．神門，三陰交，内関の組み合わせは筆者らのグループも臨床研究で用いた（**図1**）．「神門，内関は心を清め，神を安らげる．三陰交は三陰経の交会穴であり，三陰経の気血を通し，心腎を交通させる．」[4]とある．これらは精神を整えると解釈できる．

また，精神を整える経穴として多く用いられるのは百会である．世界で実施されている睡眠障害

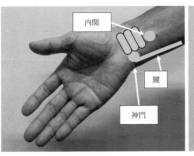
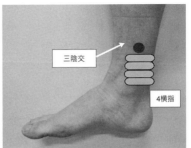

図 1　左：神門と内関　　右：三陰交

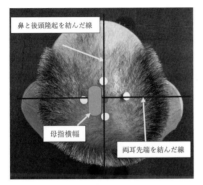

図 2　百会と四神聡
　　　百会：図中の実線が交差する部分
　　　四神聡：百会の前後・左右 1 寸

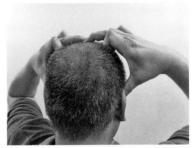

図 3　百会，四神聡の押し方
　　　百会：両手の母指を耳の先端に
　　　当て，鼻の頭と後頭部を結ぶ線
　　　上を両手の中指で押さえる．
　　　四神聡：百会の前後左右に指を
　　　動かして押さえる．

に対する鍼治療の研究でも四神聡と組み合わせて最も多く使用されている（**図 2, 3**）．百会は「肝を鎮め風を消し，陽を昇らせ気を満たし，脳を清め神を安らげる」[4]とされ，ストレス時に精神を整える効果があるとされる．

(2) 深部温度調節を意識する．

　入眠時に手足が暖かくなる現象は多くが体験している．特に乳幼児を寝かしつける際に感じると思われる．これはリラックスした際に交感神経が抑制されて四肢の血管が拡張して皮膚が温められ，外気に熱が放散されることで脳などの中枢温度が下がることで起こる．中枢温度が速やかに低下すると，入眠もスムーズになる．逆に冷え性などで手足が温まりにくい場合は，入眠にも影響が生じる．不眠を訴える入院患者に対して，40 度のお湯に足を 5 分程度浸ける「足浴」が行われており，患者の睡眠の質を高めるとされる[5]．家庭においても同様の方法を用いることができるが，東洋医学ではお灸を用いて手足を温める方法が良い．皮膚に直接艾（モグサ）を置いて火をつける方法は皮膚に熱傷を与える可能性があるので，適切な教育を受けて国家資格を有した「きゅう師」でなければ実施できない．しかし，市販されている皮膚に直接火が当たらないお灸（台座灸）をセルフケアとして用いることができる．

3) セルフケアのポイント

(1) 指で押す

　経穴（ツボ）を指で押すときには方向と圧力に注意する．**図1～4**で示した経穴は原則として皮膚面から垂直に押す．太衝はやや足関節方向に押す．**図5**の合谷は母指を上にして地面に対して手のひらを垂直にし，小指側に向かって押すと良い．押すときの圧力は，皮膚が軽く沈んで指が止まる状態から少しずつ力を強くし，重だるい感じが出てきたらそれ以上は押さない．強く押しすぎたり，押しながら指を動かすと，筋肉や組織を壊して逆効果になることもある．

(2) 市販のお灸を使う

　市販されているお灸は艾が円筒状に固められ，その下に台座が設置されて皮膚との距離を保っている．艾と皮膚は直接触れない．ただし，熱さをがまんしすぎると軽度の熱傷を生じることがある．メーカーにより温度が異なる複数の商品があり，自分にあったものを選ぶ．点火中の匂いも無煙タイプから良い香りがするものまで種類がある．手足が温まりにくければお灸を複数点火しても良い．この際，熱刺激が加算されるので熱傷に注意する．

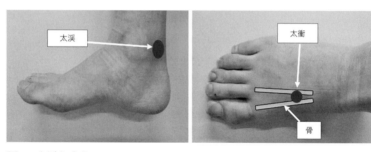

図4　大渓と太衝
　　　大渓：足関節の内果先端をアキレス腱の間のくぼみ
　　　太衝：足の母指と示指の延長上で，骨が繋がる部分にある足の甲の
　　　　　　くぼみ

4) セルフケアの効果とメカニズム

(1) 心理面で有用とされる経穴の効果

　睡眠障害の国際分類であるICSD-3で，不眠では日中の心身の症状を伴うとしており，その代表として心理的要因が大きく関与した精神生理性不眠症をあげている．よって，精神面に有用とされる経穴は，精神的要因から起こる不眠に有用と考えることができる．

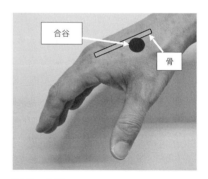

図5　合谷

　ストレス下では視床下部-交感神経-副腎髄質系や視床下部-下垂体-副腎皮質系が作用する．ストレスホルモンである血中糖質コルチコイドの増加は評価基準となる．福島らは，社会的孤立ストレスモデルのラットを用いて百会の効果を検証している[6]．その結果，百会に円皮鍼（長さ1.2mmの留置鍼）を貼付することで，糖質コルチコイドの増加を抑制できたとしている．また，攻撃性を示す噛みつき行動時間が短縮された．その背景に，ストレスによって増加する視床下部や血漿中のオレキシン濃度の有意な

社会的孤立ストレスに対する円皮鍼の効果

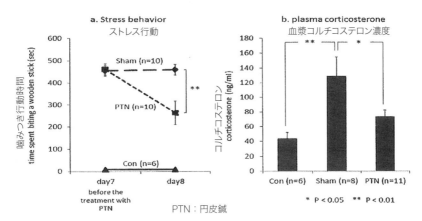

図6　百会への円皮鍼刺激による噛みつき行動時間（a）と糖質コルチコイド濃度の変化（b）（福島正也：円皮鍼はラット社会的孤立ストレスモデルにおけるオレキシン A 分泌促進を抑制する．昭和学士会誌．2015；75（3）：312-319．より改変）[6]

抑制があるとしている．（**図6**）．

　M. Nordio らは夜間の神門に対する指圧の効果を無作為化比較試験で検討している．40名の被験者を神門刺激群とプラセボ群に分けて20日間検証した結果，不安の解消に有用な結果が得られ，ピッツバーグ睡眠質問票（Pittsburgh Sleep Quality Index：PSQI）の数値が神門刺激群で有意に低下したとしており[7]，神門への刺激が睡眠の質を高める可能性を示している．

（2）四肢への刺激効果

　鍋田らは不眠を訴える19名（26.9 ± 16.3歳）を対象に，四肢への灸刺激の睡眠に対する効果を検討した[8]．被験者は治療をしない11名（NT群：男性3名，女性8名）と灸治療をする8名（MT群：男性4名，女性4名）で，PCを用いてランダムに振り分けられた．両群の就寝時間やピッツバーグ睡眠質問票（PSQI）の値は等しかった．灸刺激は市販の台座灸を用いて，2週間毎日，就寝1時間以内に自分で実施した．部位は両手の合谷・神門，両足の太衝・太渓・足三里とした．これらの部位の多くは太い血管が通過する部位であり，先行研究で手足の温度を上昇させると報告されている．

　その結果，睡眠日誌で記録した夜間覚醒回数が灸治療2週目で有意に減少し，治療期間終了後も維持された．被験者の睡眠は布団の下に引くタイプの睡眠計を用いて客観的にも記録された．その結果，有意差はないが夜間覚醒時間が灸治療2週目に減少しており，被験者の自覚と客観的記録の傾向が一致した．自覚的な熟眠感・睡眠時間，客観的な睡眠時間・入眠時間・睡眠効率に差は認められなかった．日中の自覚的眠気についても評価した結果，灸治療2週目に改善傾向を示し，治療期間終了後に有意に改善した（**表1**）．

　筆者らは，就寝前に四肢に灸刺激をすることで，足浴と同様に四肢の皮膚温度が上昇し，皮膚から放熱量が増加した結果中枢温度に影響を与え，睡眠の質を高めたと考えた．同様の手法を，森ノ宮医療大学附属治療院に来院している不眠を併発している患者に実施したところ，1週目から自覚的夜間覚醒回数の減少が認められた．これから，有資格者の鍼灸治療と患者のセルフケアが相乗効

表1　四肢への灸セルフケアの効果（鍋田智之：温灸を用いた灸セルフケアが夜間覚醒回数に与える影響.
全日本鍼灸学会雑誌. 2017；67（1）：15-22. より改変）[8]

| | | | 無治療 | 介入（MT）or 無治療（NT） | | 無治療 |
			1週目	2週目	3週目	4週目
睡眠日誌 （主観）	中途覚醒回数	MT	4.6±4.8	2.8±2.7	1.38±1.8*	2.0±2.6
		NT	3.2±3.3	3.2±3.3	3.7±3.0	2.8±2.5
	熟眠感が得られなかった日数	MT	2.9±1.6	2.0±1.9	2.1±1.8	2.1±1.9
		NT	2.5±2.0	2.1±1.9	2.0±1.7	2.3±1.5
	睡眠時間（分）	MT	343.5±105.6	335.7±87.1	322.8±88.7	350.0±122.0
		NT	374.8±264.4	415.5±303.9	344.4±97.1	336.4±97.0
Sleep scan 睡眠計 （客観）	睡眠時間（分）	MT	341.9±107.8	342.8±136.5	306.1±94.2	362.4±114.6
		NT	301.6±105.5	305.3±100.7	314.7±101.8	317.7±74.6
	中途覚醒時間（分）	MT	16.6±31.3	18.6±33.9	8.3±15.6	10.7±21.9
		NT	9.5±14.8	10.3±13.7	11.1±17.0	12.0±17.0
	睡眠潜時	MT	12.5±9.3	23.6±58.9	18.2±17.1	23.9±32.4
		NT	12.1±10.5	17.5±12.2	25.6±23.0	21.6±19.6
	睡眠効率	MT	96.9±4.0	97.5±3.1	96.8±5.7	97.8±1.8
		NT	96.8±4.0	96.2±4.6	96.4±4.6	96.1±4.4
日本語版エップワース眠気尺度		MT	13.4±5.4	13.3±7.1	10.7±8.1	9.4±7.5**
		NT	11.8±7.0	13.8±7.3	12.7±6.0	13.6±7.0

果を示すと考えられた.

　これらの研究は被験者数が十分ではなく，基礎研究の途中である．まだ十分なエビデンスとは言えないが，経穴を用いたセルフケアの可能性を示すと考えている.

5）その他の経穴（ツボ）

　不眠に効果があるとされる経穴は紹介したもの以外にもあり，頚部にある「安眠」や足底にある「失眠」などが代表である．また，海外の研究では耳の経穴も研究されており，質の高い臨床研究で効果が報告されている．「失眠」について紹介する.

　失眠は足底で踵中央にある．名前の通り，不眠に対する灸治療のポイントとして，国内の治療家が用いている．しかし，経穴の国際基準にはなく，日本で用いられているものである．深谷伊三郎は深谷灸法を創設した灸術の名人であるが，「かかとの灸」を提唱し，失眠は足の少陰腎経の湧泉の変動穴*としている．湧泉は足底で足の指を曲げた時に現れるくぼみにあり，中風昏睡・頭頂部痛・眩暈・排尿困難などに効果があるとされている（**図7**）[4].

　筆者らはこれらの経穴に皮膚を刺激するシール式の器具（ソマセプト・ソマレゾン：東洋レヂン株式会社）を日中の間貼り付けることで，睡眠に有効かを検証した[9].　その結果，自覚的評価に用いるOSA睡眠質問票MA版の因子のうち，「起床時の眠気」と「入眠と睡眠維持」において改善が認められた（**表2**）．この研究は症例集積に留まり，例数を増やして比較研究を行う必要がある

＊位置は異なるが，湧泉自体または同様の効果がある部位.

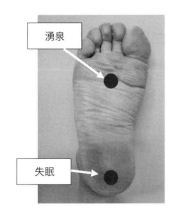

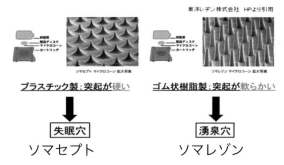

図7　湧泉と失眠の部位と刺激器具

表2　足底部刺激の効果（大月隆史：非侵襲性微細突起を用
　　　いた足底部皮膚への持続刺激が睡眠に与える影響. 全
　　　日本鍼灸学会雑誌. 2018；68（4）：294-299. による）[9]

	介入前	介入中	介入後
因子 I（起床時眠気）	13.2±6.1	16.3±4.3*	16.8±7.4*
因子 II（入眠と睡眠維持）	14.1±6.6	19.2±6.8**	17.2±7.8
因子 III（夢み）	21.4±9.5	23±8.5	20.9±8.9
因子 IV（疲労回復）	15.3±6.2	18.3±6	17.2±6.8
因子 V（睡眠時間）	12.9±8.4	16.1±7.3	15±7.8

　　　　　　　　　　　　　　　　＊　　p<0.05　　＊＊　　p<0.01

が，国内で多く用いられている治療穴をセルフケアで利用する可能性を示すと考えている.

　不眠に対する鍼灸治療は前述の治療穴のみならず，東洋医学的な知見から複数のアプローチ法がある. しかし，質の高い臨床研究は十分ではなく，コクラン・システマティックレビューをはじめとする複数のレビューで，質の高い臨床研究の継続が必要とされている.

6）注意事項

　2014 年に発行された「睡眠障害国際分類第 3 版，ICSD-3」では，これまで各疾患で出現する病態の一種であった「不眠症」を，それ自体が疾患の原因となる「不眠障害」として分類した[10]. セルフケアにおいては「睡眠時無呼吸症候群」「中枢性過眠症候群」「概日リズム睡眠・覚醒障害」「睡眠時随伴症候群」「睡眠関連運動障害」などの疾患に該当する場合は，まず適切な医療機関の受診をする. 適切な睡眠環境や機会があるにもかかわらず，寝つきが悪い「入眠困難」，寝ても目が覚める「睡眠維持困難」，睡眠を維持したくても早朝に目が覚めてしまう「早朝覚醒」などの症状があると，疲労感・集中力の低下・学業などへの支障・意欲減退など，日中に心身症状を伴う. これらの症状が週 3 回存在し，3 か月未満または以上継続すると，短期あるいは慢性の不眠障害とされる. その原因には，精神面，生活習慣，身体疾患，薬物など，様々な問題がある. セルフケアを行う前に，自身の睡眠障害がどのような原因で起こるのかを観察し，原因によっては医療機関の適切な判断を仰ぐ.

　第一に適切な睡眠衛生習慣に基づき，自身の生活習慣を見直す. 加えて経穴を利用したセルフケアを実施する.

（鍋田智之）

文献

1) 日本精神神経学会・監修：DSM-5　精神疾患の分類と診断の手引き. 医学書院. 2017：第 1 版第 3 刷.
2) 厚生労働省：健康づくりのための睡眠指針 2014.
 https://www.mhlw.go.jp/stf/houdou/0000042749.html
3) 関根智江, 渡辺洋子, 林田将来：日本人の生活時間・2015 ～睡眠の減少が止まり, 必需時間が増加～. 放送研究と調査. MAY2016：2～27.
4) 森和・監訳：針灸臨床の理論と実際, 下巻. 国書刊行会. 1988：96.
5) 古島智恵, 井上範江, 長家智子, 分島るり子, 村田尚恵：不眠を訴える入院患者への就寝前の足浴の効果. 日本看護技術学会誌. 2016；15（1）：56-63.
6) 福島正也, 砂川正隆, 片平治人, 渡辺大士, 草柳肇, 小林喜之・他：円皮鍼はラット社会的孤立ストレスモデルにおけるオレキシン A 分泌促進を抑制する. 昭和学士会誌. 2015；75（3）：312-319.
7) M. Nordio, F. Romanelli：Efficacy of wrists overnight compression（HT' point）on insomniacs：possible role of melatonin? MINERVA MED. 2008；99：539-47.
8) 鍋田智之, 大月隆史, 辻丸泰永, 堀川奈央, 仲西宏元：温灸を用いた灸セルフケアが夜間覚醒回数に与える影響. 全日本鍼灸学会雑誌. 2017；67（1）：15-22.
9) 大月隆史, 堀川奈央, 松熊秀明, 鍋田理恵, 鍋田智之：非侵襲性微細突起を用いた足底部皮膚への持続刺激が睡眠に与える影響. 全日本鍼灸学会雑誌. 2018；68（4）：294-299.
10) American Academy of sleep Medicine：The International Classification of Sleep Disorders：diagnostic and Coding manual, 3rd Edition. American Academy of Sleep Medicine, Darien, IL, 2014.

3 肩こり, 頭痛

　現在,「肩こり」,「頭痛」で悩む人は多い. 厚生労働省が実施した 2019 年「国民基礎調査」によると, 人口 1000 人当たりの病気やけがなどで自覚症状のある者（有訴者率）は, 男性 270.8, 女性 332.1 である. 症状別に有訴者率をみると, 男性は「肩こり」が 57.2,「頭痛」が 21.9, 女性は「肩こり」が 113.8,「頭痛」が 50.6 である. 有訴者率の上位 5 症状を比較すると, 男性は「肩こり」が第 2 位, 女性は「肩こり」第 1 位,「頭痛」第 5 位となっている[1,2]. このように, 多くの人が日常的に経験する不快な症状であることから, セルフケアを身につける意義は大きい. また, 肩こりや頭痛の多くはストレスと関連深いことから, ストレスを軽減させることが, 根本的に症状の改善や再発防止につながる[1,2].

1) 肩こりと頭痛

(1) 肩こり
肩こりは頚肩部から背部・肩甲骨周囲にかけてみられる筋の張りを主症状とし, 鈍痛, 違和感, 不快感があり, 時には嘔気・嘔吐, 頭痛などの症状を伴う[3,4]. 肩こりは発生原因から, ①本態性（原発性）, ②症候性, ③心因性に分類できる.

① 本態性（原発性）肩こり
基礎疾患がなく, 原因疾患が明確でない. 筋疲労, デスクワークや, テレワークによる長時間の

パソコン操作時の前傾姿勢，頚肩背部が緊張するような姿勢での作業，猫背やなで肩など，運動不足，精神的ストレス，過労，睡眠不足，眼精疲労などの要因が挙げられる．また，最近では，スマートフォンの使いすぎが原因による肩こりも含まれる[3,4]．

② 症候性肩こり

整形外科疾患や内科疾患が元で起こり，原因疾患が明確である．変形性頚椎症や頚椎椎間板ヘルニア，肩関節周囲炎などの整形外科疾患が原因となる．また，高血圧症，狭心症，ホルモンバランスの変化によって起こる更年期障害などの内科疾患によるもの，加えて，胃腸疾患など内臓の病変があるとき生じる関連痛も，症候性肩こりに分類される[5]．

③ 心因性肩こり

心因性因子により起こる肩こりがある．心身症，うつ病，パニック障害，精神的ストレスなどが原因となる[3]．

(2) 頭痛

頭痛の診断は，「国際頭痛分類」を基準に行う．2013年に，第3版 beta 版（ICHD-3β）が公開された．ICHD-3β は，世界保健機関（WHO）の国際疾病分類第11版（ICD-11）と整合性を保てるよう検討が重ねられてきた．しかし，ICD-11がフィールドテスト中であったため，β版として暫定的に発表され，2018年に国際頭痛分類第3版（ICHD-3）（表1）が公開された[6]．

頭痛は一次性頭痛（機能性頭痛）と二次性頭痛（症候性頭痛）に分類できる．一次性頭痛は片頭痛，緊張型頭痛，群発頭痛および三叉神経や自律神経の失調が原因による頭痛，などがある．また，二次性頭痛には，**表1**のように，脳血管障害や脳腫瘍，感染症など生命にかかわる重篤な疾患が含まれる．

表1　国際頭痛分類第3版（ICHD-3）

第1部：一次性頭痛
　1. 片頭痛
　2. 緊張型頭痛
　3. 三叉神経・自律神経性頭痛（TACs）
　4. その他の一次性頭痛疾患
第2部：二次性頭痛
　5. 頭頚部外傷・傷害による頭痛
　6. 頭頚部血管障害による頭痛
　7. 非血管性頭蓋内疾患による頭痛
　8. 物質またはその離脱による頭痛
　9. 感染症による頭痛
　10. ホメオスターシス障害による頭痛
　11. 頭蓋骨，頚，眼，耳，鼻，副鼻腔，歯，口あるいはその他の顔面・頚部の構成組織の障害による頭痛あるいは顔面痛
　12. 精神疾患による頭痛
第3部：有痛性脳神経ニューロパチー，他の顔面痛およびその他の頭痛
　13. 有痛性脳神経ニューロパチーおよび他の顔面痛
　14. その他の頭痛性疾患

2) セルフケアの実際

(1) 肩こりのセルフケア

　頚肩背部の筋には僧帽筋，胸鎖乳突筋，頚半棘筋，頭・頚板状筋，肩甲挙筋，棘上筋，棘下筋，肩甲下筋，小円筋，大・小菱形筋などがある．これら筋群の筋緊張を緩め，血流を改善することを目的にツボ（経穴）療法を施すと効果的である．

　東洋医学の鍼灸医学ではツボ療法を施すが，ツボの流れを経絡と呼び，その経絡上の反応点がツボになる．このツボを刺激することで，経絡でつながる患部に対して，効果を与えることができる．現在まで，治療メカニズムに関する，西洋医学的研究や基礎医学的研究の蓄積により，エビデンスが徐々に構築されつつある．また，現在では医療の現場ではもちろん，スポーツ分野や美容分野などの多方面でツボ療法が用いられている．因みに，WHOによって，361のツボが世界標準のツボとして認められ，効果があることが認められている[4,7]．

　肩こりには以下に示す7つのツボを中心に，圧痛点を探し刺激を加えるとよい．また，局所のみでなく，症状がある部位より離れたツボも用いるとより効果的である．あわせて，自宅でできる簡単ストレッチの方法を紹介する[8]．

　肩こりの代表的なツボとして，肩井・天柱・風池・膏肓（**図1**），曲池・手三里・合谷（**図2**）が一般的に用いられる[7,9]．

(2) 頭痛のセルフケア

　緊張性頭痛は筋の緊張が原因であるので，筋群の緊張緩和を目的としたセルフケアが望ましい．片頭痛については，咀嚼筋のひとつである側頭筋にツボを選択する．また，片頭痛の原因として三叉神経血管仮説が支持されていることから，三叉神経上の眼窩上切痕（第1枝：眼神経），眼窩下孔（第2枝：上顎神経），オトガイ孔（第3枝：下顎神経）を選択する．頭痛に効果的なツボとして以下のツボが知られている[9-14]．

　頭痛の代表的なツボとして，肩こりと重複するが，肩井，天柱，風池，曲池，手三里，合谷の他に，片頭痛には，頭維・頷厭・懸顱・懸釐・下関（**図3**）が用いられる．三叉神経が原因となる頭痛には，眼窩上切痕（第1枝）領域：陽白・頭臨泣，眼窩下孔（第2枝）領域：大迎，オトガイ孔（第3枝）領域：承泣・四白などの圧痛点が用いられる（**図4**）[7,9,15]．

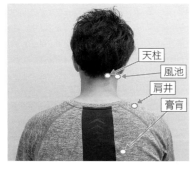

図1　肩こりの代表的なツボ（肩井・
　　　天柱・風池・膏肓）

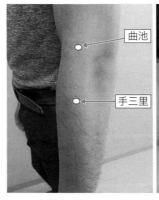
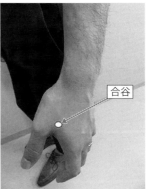

図2　曲池・手三里・合谷

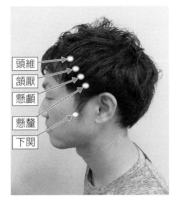

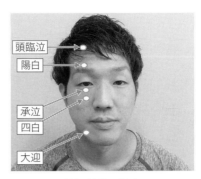

図4　三叉神経領域の経穴

図3　頭維・頷厭・懸顱・懸釐・下関

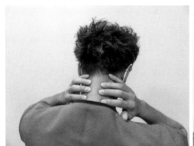

①頚椎の指圧，頚椎の状態を確認する．

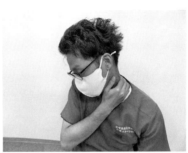

②頚から肩のマッサージ，筋緊張を探す．

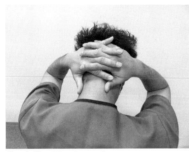

③頚部筋の緊張をほぐす．

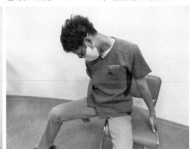

④筋の緊張をほぐした後，ストレッチを行う．

図5　頭部と肩部の簡単ストレッチ

1つのツボに，1〜3分程度の刺激を加える．

「押し，引き，撫で，さすり，揉み，叩く」といった手技を用いて，個々に適した刺激量を選択する[8]．

(3) 自宅でできる頚部と肩部の簡単ストレッチ

図5のように頚部と肩部に指圧，マッサージし，筋緊張をほぐした後，ストレッチを行う．

3) セルフケアのポイント

ツボを刺激する方法としては，自分自身で行う自己指圧が一般的である．「こり」など症状がある局所のツボに刺激する場合，最大圧痛点を見付け出し刺激することがポイントとなる．自己指圧では圧痛点に対して自分の母指の指腹部で，気持ちが良い感覚が出るまで押すことが大切である．

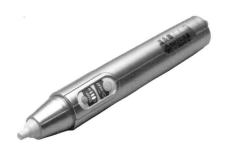

図 6　「BANSIN Pro（バンシンプロ）」
（株式会社チュウオー社製）

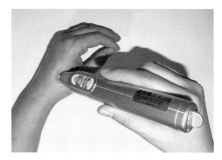

図 7　「BANSIN Pro（バンシンプロ）」
による合谷への刺激

　その他,「押し, 引き, 撫で, さすり, 揉み, 叩く」手技も加えるとよい[3,7,9]. なお, これら手技の他に, 家庭用電子温灸器としても使える,「BANSIN pro（バンシンプロ）」（株式会社チュウオー社製）などを用いて, ツボに刺激を与えてもよい（図 6, 7）.

(1) BANSIN pro（バンシンプロ）® の使用方法

①使用（刺激）手順

　①保護キャップを外す.

　②加温スイッチを押す.

　③温度設定スイッチを押して, 希望の温度に設定する. Low（60℃ ± 2℃）, Mid（65℃ ± 2℃）, High（70℃ ± 2℃）の 3 段階に切り替わる.

　④先端子を人体の経穴部位（刺激を与えたいところ）に軽く接触させる. 先端子は強く押してはいけない.

　⑤加温スイッチを押す. 刺激している間は, 先端子が赤く光る.

　⑥加温スイッチを 1 回押すと, 規定の時間 0.45 秒（Low）, 0.8 秒（Mid）, 0.9 秒（High）動作する.

　⑦使用後は, 保護キャップを付ける.

②刺激量：原則として 1 ツボについて 1 回（1 秒以内. 温度刺激）でよいが, さらに刺激をする場合には, 先端子をわずかにずらして刺激する必要がある.

③刺激感：加温スイッチを押すと同時に, チクリとした軽度の熱痛感を与える.

④使用目的：局所への加熱による灸の代用. 一般家庭で使用する.

4) セルフケアの効果とメカニズム

(1) 局所ツボ刺激が痛みに与える影響

　セルフケアのポイントでも述べたように, 治療効果をあげる上で大切なことは, 最大圧痛点に刺激を与えることである. 中国の文献では, 圧痛点を有している場所は阿是穴と呼び, ツボの一種として捉えられている. そもそも圧痛点の詳細は, 不明な点が多いが, その生成の機序にポリモーダル受容器との関連性が示唆されている[16].

　鍼灸治療に伴う刺激はいわゆる侵害刺激に含まれ, 刺激（特に痛み刺激）により皮膚の組織損傷を引き起こす. これらの組織損傷によって, 組織の活性化が期待できる.

　痛み刺激に伴う侵害受容器には, 有髄神経 Aδ 線維を介した高閾値機械受容器および, 無髄神経

C 線維を介したポリモーダル受容器（多種侵害受容器・polymodal nociceptor）があり，いずれも自由神経終末である．この 2 種類の侵害受容器のうち，ポリモーダル受容器は，異なる多くの種類の刺激に対して選択性の反応を示し，例えば，機械的刺激の強弱，極端な温度変化，化学物質などの暴露に対して反応を示す．因みに，有髄神経 Aδ 線維を介した高閾値機械受容器が感受する痛みを一次痛覚，無髄神経 C 線維を介したポリモーダル受容器が感受する痛みを二次痛覚と区別している．鍼灸治療による刺激は，ポリモーダル受容器を介する二次痛覚に含まれる[5,12,17]．

ツボを刺激するということは，鍼・灸・あん摩マッサージ指圧などによる機械的，また温熱などの刺激を与え生体の反応を賦活化させることである．これらの様々な皮膚への刺激により，多くの種類の化学物質が分泌される．これらの化学物質には，ブラジキニン，プロスタグランジン，サブスタンス P などがある．

ブラジキニンは侵害受容器を直接脱分極する物質であり，長時間持続する細胞内変化を活性化して熱感受性イオンチャンネルの感受性を増強する．また，プロスタグランジンは，直接的に痛みを引き起こす物質ではないが，他の刺激に対する侵害受容器の感受性を増強させることがわかっている．

サブスタンス P（P 物質：substance P）は侵害受容器により産生されるペプチドであり，毛細血管の拡張ならびに肥満細胞からのヒスタミンの放出を促す化学物質である．この毛細血管の拡張は，軸索反射と呼ばれている．毛細血管近傍の皮膚への侵害刺激（痛み刺激）によって生じるインパルスは，Aδ 線維または C 線維を介して脊髄後角に達し，視床を経由して大脳皮質体性感覚野に到達し痛みの感覚が生じる．このインパルスは軸索反射により，軸索分岐部から逆行性にも伝わる．この時，C 線維の神経終末からは，脊髄内終末から放出されたのと同じ化学物質であるサブスタンス P およびカルシトニン遺伝子関連ペプチド（CGRP）などが遊離され，毛細血管が拡張する．この現象を，フレア（紅斑）と呼ぶ．また，カルシトニン遺伝子関連ペプチドは血管拡張の他に，心拍数減少および心筋収縮力増大を起こす作用を持つ．因みに，片頭痛では三叉神経の刺激により，カルシトニン遺伝子関連ペプチドが分泌され，血管拡張を誘発することが原因であると言われている[5,12,17]．（三叉神経血管仮説）

圧痛点であるツボを，手技や熱刺激など，様々な種類で刺激することは，これらの侵害受容器を刺激していることになるため，毛細血管の拡張を促し，血流を改善する効果がある．痛みの生じている部位には発痛物質や発痛増強物質が存在していることが多く，痛みの悪循環が形成されている可能性がある．そこで，ポリモーダル受容器が刺激され，軸索反射が起こり，局所の血流が改善し，痛みの悪循環が断ち切られ，痛みが改善することが考えられる．また，ポリモーダル受容器の刺激が，種々の内因性鎮痛系（下行性疼痛抑制系）を賦活させて鎮痛作用が起こることが知られている．このように圧痛点と関連深いポリモーダル受容器を刺激することが，鎮痛効果に繋がっているものと思われる．[5,17]．

(2) 症状が出現する部位以外の刺激と鎮痛

多くの諸説があるが，ここでは，筋膜（Fascia）理論から説明する．

筋膜は身体を支持しており，形態的に衝撃を吸収する立体的構造を形成する結合組織（支持組織）である．また，機能的には，身体全体に筋の緊張と押圧に関する生体情報を伝え，栄養の吸収および毒素の代謝産物の除去を促進する．

筋膜には，①浅筋膜（皮下筋膜），②深筋膜（筋筋膜），③袋状の内臓を保持する筋膜の 3 種類が

ある.

　浅筋膜は皮膚の直下にあり，結合組織と脂肪組織から成り立っている．また，皮膚と表在筋を結合し，周囲の血管や神経を支えている構造である．深筋膜は浅筋膜より密な結合組織であり，筋の表面を覆っている．さらに，個々の筋をグループごとに束ねて結合している．袋状の内臓を保持する筋膜は臓器の周囲を覆っており，例えば，心膜，胸膜，腹膜などがこれに含まれる．

　これらの構造に異常が生じる原因には，日常生活での運動不足，外傷，炎症性疾患，精神的ストレスなどがある．長時間の同じ姿勢は，身体の歪み，ねじれ，癒着等を生じる．言うまでもなく，新型コロナウイルス感染症（COVID-19）の影響により外出の機会も少なくなり，現代人のライフスタイルは，筋膜の歪み，ねじれ，癒着などが起こりやすい環境にある．また，精神的ストレスは，交感神経の緊張状態を持続させ，心身共に緊張した状態を維持し，結果的に筋膜の歪み，ねじれ，癒着などを起こす．すなわち，これらも肩こりや頭痛，浮腫などを引き起こす原因となる[17,18].

　身体全体を覆っている筋膜に歪み，ねじれ，癒着などが生じることで筋膜の動きに制限が生じると，筋骨格系全体のバランスを，崩してしまうことになる．その結果，身体に多様な症状が現れるため，筋膜の歪み，ねじれ，癒着などを矯正することを目的に，筋膜リリースを用いた治療を施す．

　筋膜リリースの基本は，刺激する患部に穏やかな圧力をかけ，緊張を緩めず，持続したリリースを加える．例えば，瘢痕が形成され癒着が進行し，収縮力のないコラーゲン線維が癒着した状態にあると，それぞれの組織の滑走性が悪くなり，筋が正しく動くことができなくなると考えられている．また，筋膜は，血管やリンパ管，神経の通路でもあるので，筋膜がねじれてしまうと，血液やリンパ液の流れも滞り，神経の伝達が妨げられることにもなる．体表を触診することにより，動きの悪くなった部位は，硬結，圧痛，コリとして認知される．それらの部位がトリガーとなり，痛みの原因となる．よって，筋膜リリースは，筋と筋および筋と筋以外の組織との滑走性を改善し，筋骨格系全体がバランスのとれた姿勢を獲得し維持することを目的とする．その結果，正常な機能的動作が可能となると考えられている[18].一方筋膜は繋がっているので，局所から離れた部位の刺激も効果的である．

　筋膜リリースを行うにあたり，振動マッサージ機器「MYTREX REBIVE」（株式会社創通メディカル）を用いると効率がよい（**図8,9**).

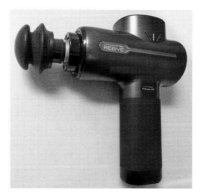

図 8 振 動 マ ッ サ ー ジ 機 器「MYTREX REBIVE」型番 MT-RBN20G

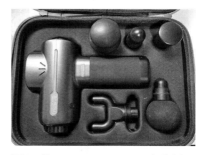

図 9「MYTREX REBIVE」専用アタッチメント

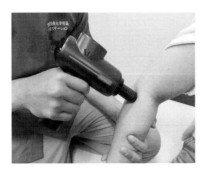

図10　「MYTREX REBIVE」による
曲池への刺激

(3) 振動マッサージ機器「MYTREX REBIVE」®の使用方法 (図10,11)

刺激部位や刺激量に応じて，アタッチメントを選択する．
①アタッチメントを取り付ける．
②電源をオンにする．
③振動レベルを選択する．振動レベル1：2100回/1分あ
たりの回転数を使用

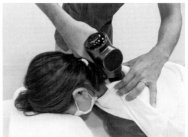

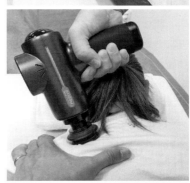

図11　「MYTREX REBIVE」による
僧帽筋への刺激

④ハンドル部分を把持し，肌に軽く当てる．
⑤刺激部位に応じてアタッチメントを変える．
⑥皮膚に垂直に当て，無理な力を加えない．
⑦1回の使用時間は10分以内を目安とし，同一か所への連続使用は3分以内とする．
⑧施術終了後は，速やかに電源をオフにする．

5) その他の経穴（ツボ）

　今まで紹介してきたツボの他に，本人自身がコリ等を訴えている場所が経穴といえる．また，肩
こり感や頭痛の場合，筋膜が繋がっている手の末梢の井穴と原穴に対する刺激が効果的である[15]．
　井穴は脈気が出るところ，爪の生え際の経穴，手足の末端穴にあたる．また，経絡の陰経と陽経
が交わる場所とされている．井穴の刺激により，①末梢の毛細血管の循環改善，②自律神経のバラ
ンス調整などの作用が考えられる．
　井穴は末梢部位に位置するため，寒冷刺激を受け易い．
そのため，末梢血管は収縮し血行障害を起こし，血圧や体
温調節にも影響をきたす（図12）．
　井穴は手と足にあり，少商（手の太陰肺経），少衝（手の
少陰心経），中衝（手の厥陰心包経），隠白（足の太陰脾
経），湧泉（足の少陰腎経），大敦（足の厥陰肝経），商陽
（手の陽明大腸経），少沢（手の太陽小腸経），関衝（手の少
陽三焦経），厲兌（足の陽明胃経），至陰（足の太陽膀胱
経），足竅陰（足の少陽胆経）の合計12穴である．**図12**は
セルフケアを行いやすい手にある井穴を示したものである．

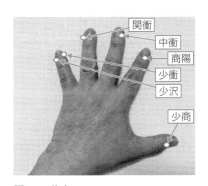

図12　井穴

井穴の刺激により末梢循環が改善されると，色調が直ぐに変化する．そのため，治療前と治療後の治療効果の判定に応用することができる[7,15]．

一方，原穴は，原気（元気）が集まるところである．また，自律神経の反応点として知られており，基本的に副交感神経を刺激する経穴である（図13）．

原穴は手関節と足関節にあり，太淵（手の太陰肺経），神門（手の少陰心経），大陵（手の厥陰心包経），太白（足の太陰脾経），太渓（足の少陰腎経），太衝（足の厥陰肝経），合谷（手の陽明大腸経），腕骨（手の太陽小腸経），陽池（手

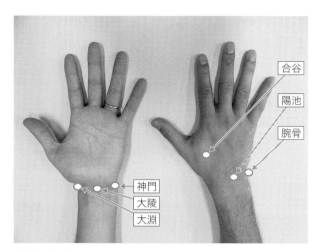

図13　原穴

の少陽三焦経），衝陽（足の陽明胃経），京骨（足の太陽膀胱経），丘墟（足の少陽胆経）の合計12穴である．図13はセルフケアを行いやすい手関節にある原穴を示したものである．

井穴と原穴を刺激することによりストレスで自律神経が乱れ，緊張状態にある交感神経の鎮静を図ることができる．すなわち，「ストレスは万病のもと」である．ストレスからくる「肩こり」や「頭痛」の緩和はもとより，井穴と原穴の刺激により副交感神経を刺激し自律神経のバランスを調整し，筋疲労を含む肉体的疲労や精神的疲労の改善，病気の予防や症状の緩和が期待できる．井穴と原穴は，自分自身が刺激しやすいポイントである．本来は，自己指圧や揉む，さするなどの刺激を行うのが基本である[19-21]．

6）注意事項

いわゆる肩こりは，ツボ療法が有効で，セルフケアにより症状が軽減する．しかし，整形外科疾患や，内科疾患が原因にある症候性肩こり，心因性肩こりの場合，原因に対する治療が必要な場合も多くあり，注意が必要である．また，頭痛の場合も，一次性頭痛（機能性頭痛）は一般的にツボ療法が有効で，セルフケアにより症状が軽減することが多い．しかしその一方で，二次性頭痛は脳血管障害や脳腫瘍など生命にかかわる重篤な疾患が含まれるため，専門医を受診し，適切な処置を受けることが重要である．

ツボ療法を含む鍼灸治療は，身体内の自律神経系，内分泌系，免疫系に働きかけ，それらのバランスを整え，ホメオスタシスの維持を目的とした治療法である．したがって，われわれ施術者が患者にセルフケアを奨めるにあたっては，①的確な鑑別，②セルフケアの適不適についての判断，③インフォームド・コンセント（説明と同意），④適切な指導，⑤経過観察を決して疎かにしてはならない．

（内野勝郎）

文献

1) 厚生労働省：国民基礎調査の概要. 2019；17, 35. https://www.mhlw.go.jp/toukei/saikin/hw/k-tyosa/k-tyosa19/index.html.（最終確認日 2020.08.14）.
2) 厚生労働省：歯科疾患実態調査結果の概要. 2016；32-33. https://www.mhlw.go.jp/toukei/list/dl/62-28-02.pdf.（最終確認日 2020.08.14）.
3) 菅谷啓之・編：実践 肩のこり・痛みの診かた治しかた. 全日本病院出版会. 2008；1-20, 76-123.
4) 日本整形外科学会・編：整形外科シリーズ 4 肩こり. 公益社団法人日本整形外科学会. 2009；1-3.
5) M.F. ベアー，B.W. コノーズ，M.A パラディーソ：神経科学 ―脳の探求―. 西村書店. 2007；315-321.
6) 日本頭痛学会・国際頭痛分類委員会・編：国際頭痛分類（第 3 版）. 医学書院. 2018；2-20, 28-35, 155-156.
7) 矢野忠・編集主幹，坂井友実，北小路博司，安野富美子・編集：図解鍼灸療法技術ガイド II. 鍼灸臨床の場で必ず役立つ実践のすべて. 文光堂. 2012；117-125, 365-384.
8) Tarzan ターザン. マガジンハウス社. 2020；793：8-29.
9) 加納龍彦，田山文隆・編集：痛みのマネジメント ―西洋医学と鍼灸医学からのアプローチ―. 医歯薬出版. 2005；15-32, 126-133.
10) 端詰勝敬，都田淳：初心者・心理職のための臨床の知ここがポイント！病態編 頭痛. 心身医学. 2016；56(8)：833-838.
11) 濱田潤一：片頭痛の病態生理 ― generator を中心に―. 臨床神経. 2008；48：857-860.
12) マーティン：神経解剖学 ―テキストとアトラス―. 西村書店. 2007；109-129.
13) 森本俊文，山田好秋・編：基礎歯科生理学（第 5 版）. 医歯薬出版. 1987；332-352.
14) 一般社団法人日本顎関節学会・編：顎関節症治療の指針（2018）. 日本顎関節学会. 2018；7-8, 17-22, 27.
15) 公益社団法人東洋療法学校協会・編：新版経絡経穴概論（第 2 版）. 医道の日本社. 2019；10-15, 26-209.
16) 川喜田健司：明治鍼灸医学. 明治国際医療大学. 1990；第 6 号：23-35.
17) 公益社団法人東洋療法学校協会・編：はりきゅう理論. 医道の日本社. 2002；49, 78, 84-85.
18) 大谷素明・監訳：エビデンスに基づく疾患別クリニカルマッサージ ―評価と治療―. 丸善. 2014；29-47.
19) 杉晴夫：ブルーバックス ストレスとはなんだろう. 講談社. 2008；141-162.
20) 日本臨床内科医会学術部・編：自律神経失調症. 一般社団法人日本臨床内科医会. 2002；1-15.
21) 和田正信，三島隆章，山田崇史：筋収縮における乳酸の役割. 体育学研究. 2006；51：229-239.

4 消化器系（胃腸の調節・下痢・便秘）

　ストレスが消化器系で潰瘍を形成する可能性の高いことは一般的によく知られている. また, 潰瘍形成がなくても, 腹痛や胸やけ, 悪心, 食欲不振, 下痢, 便秘などの症状を伴うことがある. 消化管は第二の脳とも表現されることがあり, 様々なストレスに敏感に反応し, その影響が反映される. 特に, 胃, 十二指腸, 大腸における症候群として, 機能性胃腸症（functional dyspepsia）や, 過敏性腸症候群（Irritable Bowel Syndrome, IBS）などがストレスと関わりが大きいとされ, 近年増加している. しかしながら, これらに対する西洋医学的な治療法は確立されていない. ストレス

に起因する病態は，その原因を除くか，抵抗・適応（順応）する方策を治療方針とするのが一つでもある．東洋医療技術を用いたセルフケアの活用は，生体の全機性を考慮したアプローチであり，大いに治療手段の一つとして応用が期待できる[1-5]．

1）ストレスと胃腸症状

ストレスに暴露されると，視床下部の室傍核よりコルチコトロピン放出ホルモン（corticotropin releasing hormone：CRH）が放出される．これにより副腎皮質刺激ホルモンが下垂体より放出され，さらに副腎皮質よりコルチゾールが産生されると全身的なストレス反応が引き起こされる．また，一方で，副腎髄質よりアドレナリンの放出がなされると，交感神経系の亢進が誘発され，胃の運動抑制など臓器機能の変調に繋がる．これら一連の反応系は視床下部-下垂体-副腎系と言われ周知の事となっている（p.11，図5）．

また，CRHの受容体は，type1とtype2が存在し，type1に作用した場合は結腸運動の過剰亢進を誘発し，type2に作用した場合は胃の運動抑制を引き起こすことが明らかになっている[2]．ストレスによるCRHの動態が胃腸機能に影響を与え，胃では運動抑制に伴う排出能の低下を起こしながら，結腸では伝搬運動の亢進を起こすのである[2]．それゆえ，過剰なストレスがかかった場合は，多くの場合で食欲不振や胃もたれなどの胃排出能低下による症状と，下痢などの結腸伝搬運動の亢進による症状が混在することとなる．これらの症状が発現している際，器質的な組織病変のない場合で，上部消化管症状が中心となる場合は機能性胃腸症とされ，下部消化管症状が中心となる場合は過敏性腸症候群とされ，いわゆる機能的な病態として位置づけられている[2-8]．そしてこれらの症状には自律神経である交感神経系と副交感神経系のバランス失調も大きく関与しており[1-5]，時には便秘を主症とすることもある．そのため，ストレス反応によるCRHの出現を上位中枢レベルで抑えること，また，自律神経系のバランス回復をセルフケアで行えば，症状の緩和に繋がることとなる．

さらに，乗り物酔いのような軽度のストレスによる悪心（嘔気）なども日常的な消化器症状としてあげられる．特に，近年では映像技術の飛躍的な進歩により，没入感のあるリアルな映像空間が普及してきた．その反面，映像酔いが社会問題ともなり始め，その症候は実際の乗り物酔いとともに動揺病（motion sickness）と定義され，対処が求められている．すでに悪心（嘔気）に関する鍼を用いたツボ刺激の効果は十分な科学的根拠があるとされ，特に，妊娠時のつわり，手術後や化学療法時の悪心（嘔気）にも有効とされている[3,7,8]．消化器症状としての悪心（嘔気）に対するセルフケアは日常で大いに役立つものであり，合わせて紹介する．

2）セルフケアの実際

手足から体幹のツボを刺激する

セルフケアの手法としては，他項で示されている自身の手指での圧迫や，一般に販売されている台座灸，あるいはツボ刺激用具，体表を接触・擦過する用具，長時間の刺激ができる貼付式用具などが応用できる（図1）．

特に，胃腸を整えるための経穴（ツボ）として，養生法の中で最も用いられてきたのは足三里である（図

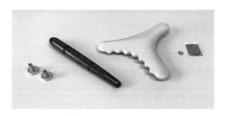

図1　各種セルフケア用具（左より，台座灸，ツボ押し棒，体表刺激用具，貼付式留置刺激用具）

2-a）．松尾芭蕉の「奥の細道」の序文
でも，「三里に灸すうるより」と述べて，
旅立ちの準備をする趣が記載されてい
る．足三里は東洋医学の経絡学説におい
て足の陽明胃経に属し，「吐腹は三里」
と言う程に，腹部症状の特効穴としてあ
げられている．（**図 2-a**）．

　また東洋医学では，上・下部の消化器
症状に関わる経絡は，足の陽明胃経だけ
ではなく，足の太陰脾経や手の陽明大腸
経なども関わっているとされ，関係する
経穴が頻用されるのが実際である．足三
里以外に多く用いられるのは，脾経では
太白（**図 3**），大腸経では合谷（**図 4**）な
どが四肢に位置する経穴であり，腹部の
経穴としては中脘や天枢（**図 5**）が胃と大腸の臓腑を整え
るツボとして頻用されている．

　さらに悪心・嘔吐の特効穴としては，前腕に位置する内
関（**図 7**）があげられ，臨床試験によりその効果が確認さ
れている．

　これらのツボは手足と腹部に位置するため，自分自身で
刺激ができ，セルフケアを行いやすい部位である．

　図 2-b〜7 までは，これら経穴（ツボ）の部位と刺激方
法を示したものである．実際に筆者自身が自分の身体で
行っている．

　胃腸の機能を整え，便秘や下痢にも応用される足三里
は，手指での圧迫刺激を行うのが良いが，簡易に代用でき
ものとして，ツボ押し用の刺激棒が市販されているためこ
れを応用しても良い（**図 2-b**）．

　東洋医学では消化吸収能は「脾」の作用とされ，足の太
陰脾経の経穴が用いられる．その中でもセルフケアに用い
やすく，臓腑の病に用いるツボとして太白があげられる．
その位置は**図 3**で示したように，足を組めば手指で圧迫し
やすく日常的に刺激しやすい部位である．便秘や下痢の際
にも用いられる．

　大腸に関わる経絡の要の経穴として，合谷があげられ
る．第2中手骨中点の外側に位置し，胃経の足三里と共に
用いられることが多い．**図 4**のように，自分で左合谷を刺
激するには右側の母指で押圧すればよく，簡単にできるた

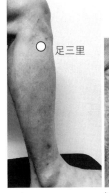
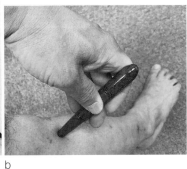

○ 足三里

a　　　　　　　　b
図 2
a 足三里の位置：下腿前面で前脛骨筋に位置する．足の
　前の骨（脛骨）を上方に擦って指が止まる箇所の外側．
　外膝眼の下4横指．
b 足三里への刺激棒を用いた圧迫刺激

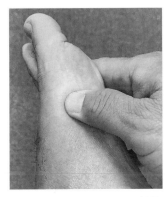

図 3　太白への指での押圧刺激
　　　太白の部位：第1中足指
　　　節関節の近位陥凹部．母
　　　指外転筋・腱

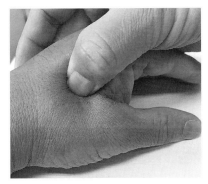

図 4　合谷への指での押圧刺激
　　　合谷の部位：第2中手骨中点の
　　　外側

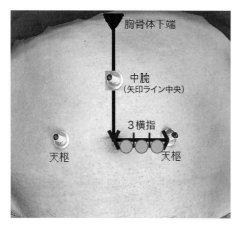

図5 台座灸を用いた腹部（中脘と天枢）への温熱刺激
中脘の部位：胸骨体下端と臍を結んだ矢印ラインの中央.
天枢の部位：臍の3横指外方

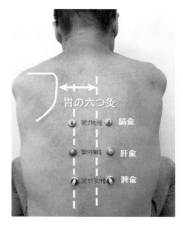

図6 胃の六つ灸の部位. 古来から消化器症状に用いられてきた経穴. 肩甲棘内端縁と第7・9・11胸椎棘突起との中間に位置する.

め日常でも用いやすい. 合谷は, 消化器症状のみならず, 疼痛のマネージメント（鎮痛作用）や眼や顔面, 口腔領域の症状に対しても用いられるため, 他項目でも扱われているようにセルフケアには重要な部位と言える.

　腹部の刺激部位としては, 中脘や天枢へのアプローチが良い（**図5**）. 東洋医学では腹部所見を重視し, その際に, 胃経を反映するのが中脘, 大腸経を反映するのが天枢とされている. **図5**では市販されている台座灸を用いて温熱刺激を加え, 腹部を温めている. この方法は, 便秘や腹部の冷えを伴う下痢の場合に効果的である. 実際, 西洋医学でも腸管麻痺の治療には, 保存療法として腹部への温熱療法が行われており, それに相当するセルフケアとして代用できるものと言える.

　また, 背部では消化器系に関する経穴として「胃の六つ灸」が古来より用いられてきた（**図6**）. 背中へのアプローチのため自身で行うセルフケアとしては無理であるが, 心地よい温灸や圧刺激といった手当を家族にしてもらう意義は大きい. 身近な人とともに, セルフケアをお互いに行う事は大事である.

　さらに, 様々なストレスは, 悪心（嘔気）を誘発することが多々ある. その際の特効穴として挙げられるのが内関であり, 手関節掌側横紋の3横指上方に位置している（**図7**）. 日常的な軽度のストレスから悪心を訴えることは多々あり, それが強くなるとむかつきや嘔気・嘔吐に繋がる. 現代のス

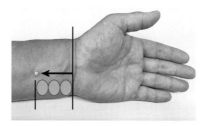

図7 貼付式留置刺激用具を用いた内関への持続刺激
内関の部位：手関節掌側横紋の上3横指

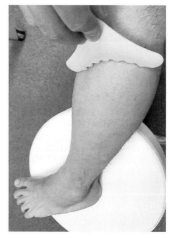

図8 体表刺激用具を用いた下腿前面への皮膚刺激

トレス社会の中，消化器症状として悪心に着目すると，内関へのセルフケアを応用することが早期対策の一つとして上げられる．また，現時点でのコロナ渦中において悪心を訴える患者の増加を感じており，この必要性は高いものと思われる．

　図7は長時間に渡り，持続的な経穴刺激ができる用具を内関に貼付した写真である．もともと，鍼治療の円皮鍼が原型であったが，鍼を除き，突起部分のみで持続的な刺激を行うものとして用いられている．類似のものとしては，磁力のある粒や，多数の突起で刺激するものなどを貼付するタイプのものなど，様々なものがあり，悪心（嘔気）に対するセルフケアとして活用できる．

　上記までは，ツボを考慮した局所への刺激方法を記載したが，東洋医学では広く体表面を接触や擦過する刺激も応用されている．そのため，体表面を広く刺激できる器具もセルフケアに用いることができる．**図8**は足三里が所属する足の陽明胃経に沿って器具を上下させ，下腿前面を広く刺激している．体表面への接触・擦過刺激は胃十二指腸運動に作用することが明らかとなっており，ツボを考慮した押圧刺激とともにセルフケアへの応用が可能である．しかし，皮膚疾患や発疹のある際には，擦過によって痒みなどの症状悪化や出血を招く可能性があるため，注意しなければならない．

3) セルフケアのポイント

　ツボへの刺激法として，手指での押圧や各種の刺激用具を用いた手法については，セルフケアで行う場合は比較的安全なものと言える．押圧は多々気持ち良く，時には過剰な刺激となってしまうことが危惧される．心地よい程度の刺激なら良いが，過剰な刺激となると，いわゆる「もみ返し」のような副反応が現れるため，気持ち良いからと言って，強く，長い時間に渡って刺激することは避けた方が良い．「過ぎたるは及ばざるが如し」はセルフケアにも当てはまる．

　台座灸を用いた温熱刺激も，熱すぎる刺激は避けるのがセルフケアには適している．台座灸も様々な温度のものが市販されているため，火傷を起こさない程度のマイルドな温度の製品から用いることを推奨する．特に，糖尿病などの基礎疾患がある場合には，火傷を起こした際には治りにくく，感染のリスクも高いため，高い温度となる台座灸は避けた方が良い．

　以上，消化器症状に対するセルフケアとして，いくつかの用具を紹介した．これらの市販の用具をうまく組み合わせて，習慣的にケアを継続することが重要だと思われる．しかし，これら用具がなければできないということではない．その際は自身の手指で無理なく，今回紹介したツボを押圧すれば，継続的なケアができる．

　長い時間に渡っての強すぎる刺激は避けることとして，継続的に行うのがセルフケアのポイントと言える．

4) セルフケアの効果とメカニズム

　消化管運動に対する体表への刺激は，体性-自律神経反射として，胃腸運動に作用することが明らかとなっている．特に動物実験では，四肢への刺激は迷走神経を介して胃・十二指腸運動を亢進させ，一方，腹部への刺激は交感神経を介して胃運動を抑制することが示されている[1-5]．ヒトにおいても腹部刺激による胃運動の抑制が捉えられており，胃機能の亢進に伴う症状の際には，腹部への刺激が適している[6-7]．

　一方，ストレスが大きく関与する機能的な消化器疾患として，機能性胃腸症患者に対し足三里と内関に鍼刺激を行ったところ，胃の電気活動が正常となることを確認した（**図9**）[7-8]．本来，胃の

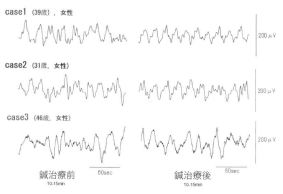

図9 機能性胃腸症患者3症例への鍼治療による胃電図の原波形の変化
鍼治療後には規則的な 3cycles/min. に復している.

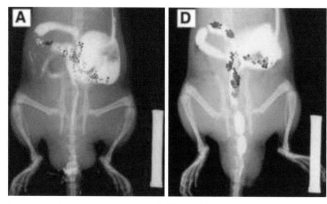

図10 手術ストレスによるラット術後の腸管麻痺に対する鍼刺激の効果
左Aは術後の腸管麻痺ため内容物（丸い粒）が停滞しているが，足三里への鍼通電刺激でDのように移送能の改善が得られた.
（Okada M, Imai K, et al. Med. Acupunct. 2018 を改編）

電気活動は1分間に約3回の規則的な周期を示すが，機能性胃腸症ではその乱れが出現する（**図9左**）．いわば，胃で不整脈が起きている状態で，鍼刺激はその正常化を引き起こすとともに，胃症状を軽減させる（**図9右**）．

　実際，基礎実験としてラットを用いた拘束実験モデルでは，低下した胃排出能が足三里への鍼刺激で正常化することが示された．そして，拘束ストレスにより亢進した交感神経活動を足三里への刺激は抑制し，いわゆる抗ストレス作用を引き起こすことが明らかとなった[9-12]．

　このラットの拘束ストレスでは，視床下部においてCRHの放出が確認され，胃排出能の低下とともに，結腸運動の亢進が引き起こされる[9]．これに対して，足三里への鍼刺激は，低下した胃排出能を高め，亢進しすぎた結腸運動を正常化させる[9]．このメカニズムとして，ストレスにより室傍核で放出されるCRHが，オキシトシンにより抑制されることが実証された[13]．

　また，便秘のような結腸運動の低下を実験的に作成するため，手術ストレスによる術後の腸管麻痺をラットで作成したところ，低下した結腸運動を足三里の鍼刺激は亢進させ，早く正常域に回復させることを確認した（**図10**）[14]．

　ストレスによる悪心（嘔気）への内関刺激の効果を確認するため，意図的に乗り物酔いを誘発するシステムを作成した[15]．ヒトを対象とした視覚性動揺病を誘発するシステムで，内関への刺激は動揺病に伴う悪心（嘔気）を抑制することが判明し[16]，これにはバソプレシンの制御が関与していると推定している．

　ストレスには様々な種類があり，結腸運動を亢進することもあれば抑制させることもある．鍼刺激はその生体の状況により，高すぎる機能を抑え，低すぎる機能を高めるという側面があり，恒常性の維持・調節に影響し，フィードバック機構に作用していると言える．

　以上のメカニズムに関する知見は，鍼刺激による研究が主流である．だが，鍼の入力は生理学的に体性刺激であり，感覚神経線維（$A\beta$, $A\delta$, C）を興奮させるものである[12]．なかでも深部感覚であるC線維の興奮が鍼刺激の入力として主流とされるが，感覚神経を入力とする視点においてはセルフケアによる感覚神経の賦活も十分に意義があると言える．さらに，セルフケアにおける心地良さの認識はオキシトシンをより増やすことにもつながる．

5）その他の経穴（ツボ）

　東洋医学ではストレスにより，「肝」の気が失調するとも言われている．「肝」の異常は，消化器に関わる「脾胃」の機能を損なうことの原因ともされるため，「肝」を整えるツボとして太衝へのアプローチも多々行われる（**図11-a**）．また，「腎」は「気」を生成する臓腑とされるが，ストレスにより元気がなくなった場合にはその生成ができずに，「腎気虚」とみなされることがあり，それを改善する太渓も応用できる（**図11-b**）．さらに，「肝」・「脾」・「腎」の経絡が交差するツボと

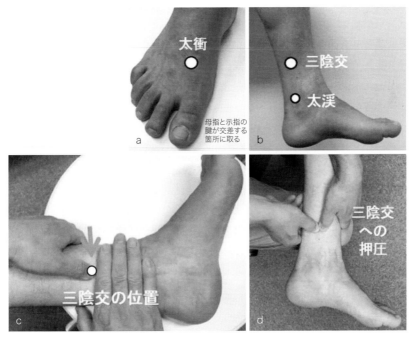

図11　経穴の特性を用いた刺激部位．
　　　aは「肝」を整える太衝．bは「腎」を整える太渓と「脾」を整える三陰交．
　　　特に三陰交はこれらの経絡が交差する経穴であり，良く用いられる．

して三陰交は，これらの調整をまとめて行うものと見なされており，重要なツボと言える（**図 11-c**）．各部位とも足を組めば簡単に刺激ができるため，自身で刺激ができるが，やはり気持ち良い程度の刺激量とするのが良い（**図 11-d**）．

6）注意事項

　消化器系において，特に組織・病理病変を伴わない機能性胃腸症状や便秘・下痢に対するセルフケアの意義と方法を紹介してきた．述べてきたように，確かに消化器症状はストレスにより発症するが，一方で消化器癌や炎症・潰瘍，肝胆膵疾患，自己免疫疾患，感染症などが潜んでいることもある．急激な症状の悪化や，発熱，激しい嘔吐，腹痛などは急性腹症の可能性があり，医院を受診するべきである．腹部の調子が悪いものの，内視鏡検査で異常が認められず，血液検査などでも異常がない場合，いわゆる機能性の障害と診断された場合は，是非とも日常的なセルフケアを行うことを推奨する．その際には，(1)強すぎる刺激は避ける，(2)長時間の刺激は行わない，(3)継続的に行う，の3点がセルフケアの主なポイントと考える．また，その他にも，規則的な食生活や適度な運動，睡眠，娯楽など，生活習慣も全身的なセルフケアとして位置づけ，ストレス耐性を強めれば消化器系の改善に反映されてくるはずである．

（今井賢治）

文献

1) Sato A, Sato Y, Suzuki A, Uchida S.：Neural mechanisms of the reflex inhibition and excitation of gastric motility elicited by acupuncture-like stimulation in anesthetized rats. *Neurosci Res*. 1993 Oct；18（1）：53-62．doi：10.1016/0168-0102（93）90105-y.

2) Takahashi T.：Effect and mechanism of acupuncture on gastrointestinal diseases. *Int Rev Neurobiol*. 2013；111：273-94．doi：10.1016/B978-0-12-411545-3.00014-6.

3) 野口栄太郎，今井賢治，角谷英治，川喜田健司：内臓痛・消化器機能・消化器症状に対する鍼灸の効果．全日本鍼灸学会雑誌，2001：51（4）：466-491.

4) 咲田雅一，岩 昌宏，今井賢治，池田和久，前原伸二郎：鍼灸刺激と消化管運動．明治鍼灸医学，2004：33：1-10.

5) 谷口博志，今井賢治，谷口 授，北小路博司：鍼刺激による循環動態・胃運動・男性生殖器に対する体性—自律神経反射を介した機能．*Journal of Tokyo Ariake University of Medical and Health Sciences*. 2017；9：1-7.

6) 今井賢治，石丸圭荘，岩 昌宏，咲田雅一：ヒト腹部への鍼刺激が引き起こす胃電図（Electrogastrography：EGG）の抑制反応．自律神経，1996.04：33（2）：134-139.

7) 今井賢治，伊藤和憲，吉元 授，谷口博志：機能性ディスペプシア（FD）に対する鍼治療．自律神経．2011.06（0288-9250）；48（3）：239-241.

8) 篠原大侑，岡田 岬，今井賢治：胃膨満感および胃痛を訴える患者1症例に対する鍼治療の経験．全日本鍼灸学会雑誌，2019；69（4）266-272.

9) Iwa M, Nakade Y, Pappas TN, Takahashi T.：Electroacupuncture elicits dual effects：stimulation of delayed gastric emptying and inhibition of accelerated colonic transit induced by restraint stress in rats. *Dig Dis Sci*. 2006 Aug；51（8）：1493-500. doi：10.1007/s10620-006-9083-7. Epub 2006 Jul 26.

10) Imai K, Ariga H, Takahashi T.：Electroacupuncture improves imbalance of autonomic function under restraint stress in conscious rats. *Am J Chin Med.* 2009；37（1）：45-55. doi：10.1142/S0192415X 0900662X.

11) Imai K, Ariga H, Chen C, Mantyh C, Pappas TN, Takahashi T.：Effects of electroacupuncture on gastric motility and heart rate variability in conscious rats. *Auton Neurosci.* 2008 Feb 29；138（1-2）：91-8. doi：10.1016/j.autneu.2007.11.003.

12) Kawakita K, Shinbara H, Imai K, Fukuda F, Yano T, Kuriyama K.：How do acupuncture and moxibustion act? - Focusing on the progress in Japanese acupuncture research-. *J Pharmacol Sci.* 2006；100（5）：443-59. doi：10.1254/jphs.crj06004x.

13) Yoshimoto S, Babygirija R, Dobner A, Ludwig K, Takahashi T.：Anti-stress effects of transcutaneous electrical nerve stimulation（TENS）on colonic motility in rats. *Dig Dis Sci.* 2012 May；57（5）：1213-21. doi：10.1007/s10620-012-2040-8. Epub 2012 Jan 19.

14) Okada M, Itoh K, Kitakoji H, Imai K.：Mechanism of Electroacupuncture on Postoperative Ileus Induced by Surgical Stress in Rats. *Med Acupunct.* 2019 Apr 1；31（2）：109-115. doi：10.1089/acu. 2018.1322. Epub 2019 Apr 15.

15) Imai K, Kitakoji H, Sakita M. Gastric arrhythmia and nausea of motion sickness induced in healthy Japanese subjects viewing an optokinetic rotating drum. *J Physiol Sci.* 2006 Oct；56（5）：341-5. doi：10.2170/physiolsci. RP005306. Epub 2006 Sep 28.

16) 塩見真由美，今井賢治，咲田雅一：胃電図を指標とした optokinetic motion sickness に対する鍼刺激の影響について．全日本鍼灸学会雑誌．2003.：53（1）：71-80.

⑤ 循環器系（高血圧・冷え症）

血液を全身に循環させる臓器である心臓や血管などが正常に働かなくなると，各種の循環器系疾患を引き起こす．診断が下されれば，薬物療法とともに，患者には生活習慣の修正（非薬物療法）が求められる．

近年の医療のパラダイムシフトでは，治療より未病の段階からの予防に重点が置かれている．すなわち健康長寿の獲得である．そのためには，健康から病気へのシフトにおいて，未病（身体の声を聴く）を察知し，生活習慣の修正やセルフケアにより病気を未然に防ぐ姿勢が必要である．そのために，本項では，ストレスが循環器系，特に血圧の変動（高血圧）や手足末梢血管に及ぼす影響（冷え症）と，それらに対するセルフケアを紹介する．

1) 高血圧と冷え症について

(1) 情動ストレスと血圧[1]

高血圧の診療にあたっては，心理・社会・環境因子などの心身医学的要因のチェックを考慮して行うとされている．社会で起こる出来事や状態は様々で，それをどう受け取るかは個人によって異なる．そのため，人の心と社会におけるストレスには，いくつかの要因が極めて複雑に絡んでいる．このストレスを心理社会的ストレスという．

特に不安や抑うつといった情動ストレスは，血圧，心拍数，臓器血流量などの循環要因を変化させるため，高血圧だけでなく心臓疾患全般などの発病，経過，予後にも大きく影響する．また，ス

トレスに対する生体反応はストレスの時期により異なり，ストレス負荷の初期には血圧上昇，心拍数の増大などの生体機能の亢進をもたらす．白衣高血圧や白衣現象も外来での不安・緊張がもたらすこの時期の反応とされている．

　最も有効な関わり方は，ストレス状況を正しく把握し，それに最も適切なコーピング（ストレスに対処していく過程）を選択することである．ただ，無意識のストレスが負担になり健康を害することがあり，その対処法として，自分がどの程度のストレスに耐えられるのか（ストレス耐性度）を知ることが大切である．

　また，ストレスを蓄積せず解消する習慣を身に付けることも大切である．自分に合った解消法を見つけることで，ストレスの流入と解消のバランスを保つことができる．

(2) 物理的ストレスと冷え症[2]

　日本では社会通念として存在する「冷え症」を「中枢温と末梢温の温度較差がみられ，暖かい環境下でも末梢体温の回復が遅い病態であり，多くの場合，冷えを自覚している状態」と定義している．冷え症の先行要件として生体的要因（内的因子）と環境的要因（外的因子）を挙げ，前者には自律神経機能の失調を，後者には生活環境の乱れと気温の低下を導出している．特に睡眠不足，不規則な食事時間，食事内容の偏り，運動不足などの生活リズムの乱れ，ストレスなどの精神的要因や寒冷による物理的ストレスの関与を示唆している．

2) セルフケアの実際

　血圧の調整や冷え症の改善をはかるためには，肘や膝から先のツボが頻用される．情動ストレスを強く感じたり，肩こりや不眠などの身体症状を感じたりした場合は，手三里，肩井，さらに冷え症には膝陽関，湧泉，八風のツボ押しを推奨する．

(1) 手三里（てさんり）

［見つけ方］　肘を曲げるとできる横しわの外端に示指の端を当て，手首方向に指幅3本分の位置にある圧痛点を探る（図1左）．

［押し方］　母指を上に向け，指幅3本分でツボの位置がわかったら，もう一方の母指で皮膚面に対して垂直に押す（左右行い，一方30秒ずつ，息を吐いている時に心地よい程度で押す）（図1右）．

(2) 肩井（けんせい）

［見つけ方］　手を前から反対の肩に当て，中指が肩先に触れたところで圧痛のあるシコリを探る（図2左）．

［押し方］　中指をツボに当て，皮膚面に対して垂直に押す（左右行い，一方30秒ずつ，息を吐い

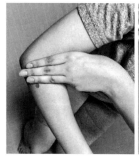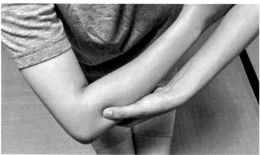

図1　手三里の位置（左）とツボの押し方（右）

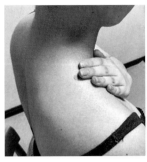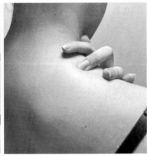

図2　肩井の位置（左）とツボの押し方（右）

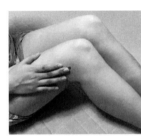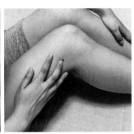

図3　膝陽関の位置（左）とツボの押し方（右）

ている時に少し強めに押す）（**図2右**）.

［**応　用**］　慢性的な肩こりがあり，ツボ押しで改善しない場合は，市販の粒鍼（刺さない鍼）や磁器治療器の貼付をすすめる.

　(3) 膝陽関（ひざようかん）

［**見つけ方**］　直立して腕を下垂したとき，太ももの外側に中指先端が当たるところ（靭帯の後方）からさらに指でなで下ろし，膝の外側（骨）で止まるところで圧痛点を探る（**図3左**）.

［**押し方**］　膝を立て，骨の際の圧痛を母指もしくは中指で押す（左右行い，一方30秒ずつ，息を吐いている時に少し強めに押す）（**図3右**）.

　(4) 湧泉（ゆうせん）

［**見つけ方**］　足の裏側，第2趾と第3趾の間とかかとを結ぶ線の，趾から約1/3の位置にある. 5本の趾を曲げたときにできるくぼみの中央で圧痛点を探る（**図4左**）.

［**押し方**］　あぐらをかくような姿勢で，同側の母指もしくは左右の母指で押す（左右行い，一方30秒ずつ，息を吐いている時に気持ちのいい程度の強さで押す）（**図4右**）.

　(5) 八風（はちふう）

［**見つけ方**］　足の甲側，趾と趾との間の付け根にある関節のすぐ手前（足首側）にあるくぼみで圧痛点を探る（**図5右**）.

［**押し方**］　示指から薬指までの4本の指先をそれぞれのツボに当て，皮膚面に対して垂直に押す（左右行い，一方30秒ずつ，息を吐いている時に強めに押す）（**図5左**）.

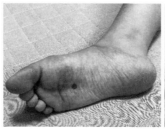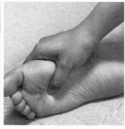

図4　湧泉の位置（左）とツボの押し方（右）

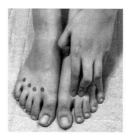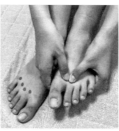

図5　八風の位置とツボの押し方

3) セルフケアのポイント

　ツボ（経穴）[3]は，体内の様々な問題が表出する部位，すなわち反応の出やすい部位（診断点）であり，一方で治療効果が上がりやすい部位（治療点）である．はり師・きゅう師は，患者の疾患や生体の歪みによる冷えやむくみ，肩こりなどに対し，効果的なツボを選択し，そこに鍼もしくは灸を施し，リラクセーション効果，鎮痛効果，循環改善効果などを起こし，自然治癒力を賦活させることを目的にしている．

　紹介したツボは，情動ストレスにより血圧が変動したり，寒冷ストレスにより末梢血管の機能異常を引き起こしたりした際に反応の出やすい部位である．いずれも現代医学的には交感神経系（交感神経活性化）の関与[4,5]が指摘されており，手足末梢部への適刺激は末梢血管抵抗の低下，心臓交感神経活動の抑制[6]が期待できる．

　ツボは視認できないため，前記の取り方を参考に自身のツボを探り，押し方のポイントに従ってツボを押す．図はあくまでも目安（基準）であり，多少ずれても問題ない．ただ，押す方向と強さには注意が必要である．ツボ押しの時間と強さの目安は記載しているが，強さは自身の感覚である．継続してケアすることで，より自身のツボへの適刺激が判るようになり，さらに体調によっても反応が違うことに気づく．

　ツボ押しの姿勢[7]は，坐位を基本とし，息を吐く際に押圧するとよりリラックス効果も高まる．セルフケアとしては休息時よりも，ストレスを強く感じた際や，冷え症であれば就寝前の刺激が睡眠にも好影響[8]を与え，起床時の冷え症の程度を和らげることも期待できる．

　ツボ押しにお灸（図6①②）や粒鍼（図6③〜⑤）を加える際には，各商品の使用上の注意を守って安全に使用する．お灸は熱感（最高温度）が商品によって異なるので，まずは中〜弱のものを選択し，原則，1つのツボに1個とする．煙の出ない商品もあるが，やや温度設定が高く，値段

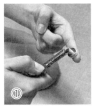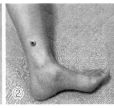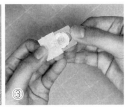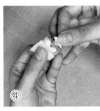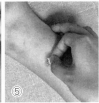

図6　ツボ押し以外のセルフケア
①，②は，お灸に示指の先で火をつけ，ツボに貼付しているところ．③～⑤は，粒鍼をパッケージから外してツボに貼付しているところ，である．

も高くなる．お灸後の皮膚を見て，薄紅色になっているようであればよい反応と言える．反応が薄くても幾個も行わず，その分，毎日行う方がよい．ただし，火傷（やけど）は禁物である．粒鍼は樹脂で出来た突起がツボを持続的に刺激するものである．1枚のテープを接触部に固定しているので，接触部が取れる心配もない．ただ，長期間の貼付は，絆創膏による皮膚かぶれや，局所をかくことで細菌感染の原因となることもあるので避けるべきである．コリや圧痛の局所に貼付することが効果的である．

4)　セルフケアの効果とメカニズム

(1)　心循環動態，血管弾性への効果

①ツボ押しやツボ刺激の造語（英語表記）に"acupressure"がある．これをキーワードにPubMed（医学・生物学文献の無料検索エンジン）で検索すると1,386件がヒットし，"blood pressure"を追加すると48件に絞り込まれ，さらに"healthy volunteers"を掛け合わせると5件の論文が検索された（2020年8月13日現在）．

検索された論文から，Felhendler D, Lisander B の研究[9]を概説する．目的は，心血管系のツボを刺激する2つの非侵襲的方法の効果を研究することであった．研究デザインは盲検ランダム化比較試験で，セッティングは大学付属病院であった．介入は，被験者（24人の健康な男性ボランティア）を，ツボへの圧刺激（P），経絡[*1]に沿った軽擦刺激（S），またはコントロール刺激（C）のいずれかに無作為に割り付けた．皮膚血流，血圧，心拍数，心電図のデータを，刺激の20分前から刺激後30分まで継続的に記録した．その結果，P群では，収縮期血圧，拡張期血圧，平均血圧，心拍数，皮膚血流の減少がみられた．これらの変化は，C群とは大きく異なり，拡張期血圧と平均血圧についても，Sグループとは相違していた．S群とC群との間に有意差はみられなかった．これらの結果より，ツボへの刺激は心血管系に大きな影響を与えた．

ツボ（点）刺激および経絡（線）刺激がともに心血管系に好影響を及ぼすことが示唆されており，健康から未病状態に移行した者に対し，ストレスを強く感じている際に気軽に皮膚刺激を行うことで，リラクセーション効果に繋がることが期待できる．

[*1] 経絡[3]とは人体を縦に走行する経脈と，経脈と経脈を連絡したり，経脈から分かれ出たりする細い脈である絡脈とをあわせたものをいう．経絡が人体の内外を網のように連絡することで，全身に気血を巡らせて身体を養い，規則正しい生理活動を維持することができるとされている．本論文では正しくは経脈を意味しており，その縦線を刺激するか，経脈上のツボを刺激するかを分け，コントロール群（対照群，無刺激群）と比較している．

　日本でも健康なボランティアを対象とし，鍼刺激が心循環動態や血管弾性に及ぼす影響が報告され，ツボ刺激による心血管系への効果の一つの根拠となっている．

　②岡田ら[10]は，健常成人男性12名を対象に，手三里への鍼刺激*2を1分間行い，心循環動態への影響を検討した．方法は，鍼刺激前と刺激中に心拍数，1回拍出量，収縮期血圧，拡張期血圧を計測するとともに，心拍数と1回拍出量から心拍出量を算出し，各平均値を刺激前と刺激中で比較した．その結果，刺激前に比べて刺激中は心拍数，拡張期血圧が有意に低下，1回拍出量が有意に増加し，心拍出量に有意な変化は認めなかった．これらの結果より，鍼刺激による心拍数の低下は1回拍出量の増加を引き起こし，これによって心拍出量が一定に保持されることが示唆された．また，拡張期血圧の低下を伴っていたことから，これらの機序は体性-自律神経反射のみならず圧受容器反射の関与があるものと推測された．

　また，循環制御における安全性の観点から本研究を位置づけると，鍼刺激による心拍数の減少には1回拍出量の増加が伴い，血管的に心拍出量は保持されることとなり，心臓からの血液の流出は一定に保たれることとなった．ゆえに，鍼刺激は心循環系において安全性が高いとしている．

　また，鍼刺激は身体に微細な機械刺激を与えて心循環動態を変動させ，身体の恒常性に作用することが示唆された．一般的に鍼治療は自然治癒力を高める治療技術であると言われるが，本研究はその裏付けの一つになるものと言えるだろうとしている．

　ツボ刺激は鍼刺激と侵襲性は異なるものの，同様の効果が期待できるものと考える．手三里の選択は，臨床的見地とは異なるものの，肘から先の経穴の中で，心循環動態が変動しやすい点と考えれば，この知見を逆に臨床に応用することが可能となる．

　③岩元ら[11]は，刺激部位の異なる鍼刺激が血管弾性に及ぼす影響について，健常者を対象に脈波伝播速度（Pulse Wave Velocity：PWV）*3を用いて検討した．方法は，健常者70名を対象とし，無作為に15分間の安静を行う無刺激群（n=10）と手三里（n=23），足三里*4（n=18），中脘*5（n=19）のいずれかに15分間の置鍼を行う鍼刺激群に割り付けた．血管の弾性を反映する血管弾性値（brachial-ankle PWV score：baPWVs），下肢動脈の狭窄度を反映する足首上腕血圧比（Ankle Brachial pressure Index：ABI），収縮期血圧（Systolic Blood Pressure：SBP），拡張期血圧（Diastolic Blood Pressure：DBP），心拍数（Heart Rate：HR）を計測し，刺激前後および無刺激群と各鍼刺激群の群間比較を行った．その結果，手三里群においてbaPWVsは，刺激前1,222 ± 203 cm/s，刺激後986 ± 143 cm/s（mean ± 標準偏差，以下も同様）と有意な低下を認め（$P < 0.05$），群間比較においても有意な低下（$P < 0.05$）を認めたが，ABI，SBP，DBP，HRは刺激前後，群間比較ともに有意差は認めなかった．足三里群においてbaPWVsは，刺激前1,245

---

　*2 鍼は長さ40 mm，直径0.18 mmのステンレス製（セイリン株式会社）を用い，手三里に15〜20 mm刺鍼し，徒手的に鍼を上下に振幅5〜10 mm，頻度約1 mmで動かした．雀啄術という刺鍼手技で，日本の鍼灸臨床で頻用されている．

　*3 血圧脈波検査装置を用いて，心音センサーで脈波が伝播する速度（baPWVs）や上腕部と足関節部の血圧を左右同時に測定し，そこから足首上腕血圧比（ABI）を算出した．前者は動脈壁などの肥厚があると動脈壁の弾性度は低下し，脈波が伝わる速度が上昇する．後者は0.9未満および1.3を超えると動脈硬化を疑う．

　*4 足三里は，膝のお皿のした（外側）から，すねに沿ってつま先方向に指幅4本分の位置にある圧痛点を探る．

　*5 中脘は，おへそと胸骨の下端とを結ぶ線の中間点で緊張や圧痛点を探る．

± 126 cm/s，刺激後 1,014 ± 120 cm/s と有意な低下を認め（$P < 0.05$），群間比較においても有意な低下（$P < 0.05$）を認めたが，ABI，SBP，DBP，HR は刺激前後，群間比較ともに有意差は認めなかった．中脘群において 4 項目の刺激前後，群間比較のいずれも有意差は認めなかった．これらの結果より，手三里と足三里の鍼刺激は，血管平滑筋の柔軟性を亢進させたが，中脘では，変化を認めず，血管弾性に鍼刺激が及ぼす影響は，四肢と腹部で異なることが示唆された．

　この研究でも部位差に着目している．四肢経穴への鍼刺激は，血管平滑筋の柔軟性を亢進させており，動脈硬化の予防の一役を担える可能性を示唆している．

(2) 末梢血管への効果

　① Nakamura S, Horiuchi S[12] は，妊娠中の冷え症を緩和する目的で開発したセルフケアプログラムの有効性を評価するため，ランダム化比較試験（RCT）を実施している．

　セルフケアプログラム（【自宅でできる】冷え症改善パック[*6]）を使用した群の冷え症の改善効果を，使用しなかった群を対照とするランダム化比較試験で検討した．対象は，妊娠 28 週から 33 週の正常経過の日本人妊婦とした．セルフケアプログラム使用群はレッグウォーマーを着用し，エクササイズを行い，経穴（三陰交と湧泉）を押すことを 4 週間行った．対照群はその間を無刺激とした．冷え症の状態は，サーモグラフィーを用いて四肢の温度を測定することによって評価した．解析対象は，介入群 73 名，対照群 67 名となった．その結果，対照群と比較して，介入群は上肢の皮膚温度が 3.0 ℃（$P < 0.001$）高く，下肢の皮膚温度は 1.9 ℃（$P = 0.02$）高くなった．これらの結果より，セルフケアプログラムは冷え症を有意に改善させた．

　対象が妊婦女性で，この結果をそのまま女性の冷え症に応用できるかは追試の必要がある．いずれのプログラムも簡便で，効果も同様に見られており，相乗効果が期待できるとしている．どのプログラムが最も効果的か，追試も含め，新たな検討が望まれる．

　② Takamagi S ら[13] は，湧泉と太渓[*7] の指圧の効果を検討した．対象は成人女性 11 人で 2 回，異なる日に 1 回は指圧，もう 1 回は安静として，その前後に主観的な指標（快適さと暖かさ，または足の冷感），客観的指標（血圧，脈拍数，皮膚表面）にて評価した．その結果，指圧において，脈拍数，皮膚表面および深部皮膚温，血流および指圧後の足の快適性と暖かさのスコアに有意な効果がみられた．いずれも血圧の有意な変化はなかった．これらの結果より，湧泉と太渓の指圧は，足を温める安全で効果的な方法である．

　足部の 2 点指圧が，血圧に影響を与えることなく，主観的・客観的指標を改善させたことがポイントである．強い刺激は血圧を上昇させ，それに依存して血流を増加させるような反応は一時的であり，高血圧の人には避けなければならない．

　③ 坂口ら[14] は，若年女性の冷え症に対する温筒灸治療の効果を，膝陽関と三陰交[*8] との比較試験で検討した．対象は，女子大学生 13 名（平均年齢 20.7 ± 1.3 歳）とした．対象者を坂口らの判

[*6]プログラムは，ツボ押しとともに，レッグウォーマー（日本製の天然繊維で，内側が絹，外側が綿の二重編み）の着用と「妊婦のための冷えとりエクササイズ」（かかとの上げ下げによるふくらはぎのストレッチ，足首・骨盤・肩甲骨まわり・手首・足指のエクササイズ，首回し，手の指先エクササイズの 8 動作からなるもの）の実施を組み合わせたものである．
[*7]太渓は，足首の内側で内くるぶしの一番高いところとアキレス腱の間のくぼみに取る．脈の拍動を確認できるが，冷え症が強い場合は拍動を触れにくい．
[*8]三陰交は，内くるぶしの一番高いところから膝方向に指幅 4 本分の位置で，脛骨の後際に圧痛点を探る．

別分析による判定法に身長を考慮し，膝陽関群（6名）と三陰交群（7名）とに割り付けた．1週間の前観察期間を経て，介入期間には各経穴について温筒灸（長安NEO，山正）1〜2壮を週2回で4週間行った．介入期間終了後2週間を追跡期間とした．評価には冷えを含む14症状の6件法と冷えの程度をVisual Analogue Scale（VAS）で回答する独自の評価票（冷え日記）を用いた．13名中3名は前観察期間終了後に脱落し，解析対象は両群とも5名となった．2群間で年齢，身長，体重，BMI，VAS，愁訴得点などの初期値に有意差はみられなかった．VASおよび愁訴得点は，いずれも群間と試験期間との間に交互作用はみられなかった．群別では，両群ともVASは前観察期間に比して介入期間，追跡期間とも有意な変化はみられなかった．愁訴得点については，両群とも介入開始より漸減したが，膝陽関群で介入期間3・4週目，三陰交群では介入期間4週目と追跡2週目で前観察期間と比して有意に減少した．また，愁訴得点を項目別に検討すると，膝陽関群には肩こり，口の乾きに，三陰交群には肩こり，口の乾き，イライラで有意差がみられた．具体的には，膝陽関群では肩こりは追跡期間1・2週目で有意に減少し，口の乾きは介入期間3・4週目で有意に減少した．一方，三陰交群では，肩こりは介入期間2・4週目，追跡期間1・2週目で有意に減少し，口の乾きは介入期間4週目，追跡期間2週目において，イライラは介入期間1・2・4週目に有意な減少を示した．これらの結果より，若年女性の冷え症に対する温筒灸治療は，膝陽関，三陰交ともに外気温が低下しても冷え症を悪化させることなく，随伴愁訴を改善させることが示唆された．

　論文中には，愁訴得点の効果量[*9]も示されており，膝陽関0.3，三陰交0.1と前者に臨床的な有意性がみられる．これまで鍼灸治療で頻用されてきた三陰交の手応えと異なる結果に見えるが，組み合わせることで相乗効果が期待できるかもしれない．

5）その他の経穴（ツボ）

　Gao Jら[15]の高血圧に対する耳介療法のシステマティックレビュー/メタアナリシスを紹介する．

　44のランダム化比較試験（2018年6月までに5,022人の患者が参加）の結果を統合したもの（システマティックレビュー）である．その結果，耳介指圧と降圧剤の併用は，降圧剤単独よりも治療後の収縮期血圧の低下（n=464患者，平均差 −5.06 mm Hg，95%信頼区間 −6.76〜−3.36，$P<0.00001$；$I^2=32\%$），拡張期血圧の低下（n=464患者，平均差 −5.30 mmHg，95%信頼区間 −6.27〜−4.33，$P<0.00001$；$I^2=0\%$）を示した．本結果より，血圧の目標を達成するための降圧剤の補助として，高血圧の患者に耳介療法を提供することができるとしている．

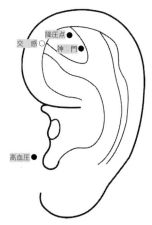

「交感」のみ内側（裏側）に位置する．

図7　降圧を目的とした耳介の刺激点

　『針灸学』（刊々堂出版社）[16]によると，耳介の9部位に計161の刺激点（耳穴）が記されている．その中で，主治に血圧降下や自律神経の失調，高血圧を含むもので，押圧刺激が適していると

[*9] 臨床試験の結果，統計的な有意性を示す数字がP値であり，臨床的な有意性を示すのが効果量である．前者はその性質を示す定性的な数字で症例数に影響される一方，効果量は実際の量を示す定量的な数字で症例数に影響されにくい．

考えるのは，上・下対輪脚部の「交感」，耳珠対珠部の「高血圧」，三角窩部の「神門」・「降圧点」となる．

　図7を参考に，綿棒を用いて軽めの力で押圧し，痛みを感じた部位を刺激点とする．息を吐きながら押圧し，吸っている時は押圧を止めるという繰り返しで3呼吸行う．押圧の前後に血圧を測定することで効果が実感できると考える．正常高値血圧の方はもちろん，高血圧で降圧剤を服用している方も，耳穴を押圧することをすすめる．

6）注意事項

　高血圧の診断では，病院での血圧値より家庭でのそれが優先される．すなわち，自分自身の血圧値を知っておくことが重要である．血圧は過度のストレスがかかって急上昇しても，その自覚はないため，今回紹介したツボ刺激は，気分転換や意図的な休憩時間とみなしてうまく活用する．ただ，自宅血圧の上昇（上腕部の血圧で最高血圧 135 mmHg 以上，最低血圧 85 mmHg 以上［一方でも］）が続くようであれば，専門医の受診をすすめる．

　冷え症についても手足などの冷えに加えて，動悸や息切れ，めまい感，指が白くなるなどの症状があれば，冷え症の原因が自律神経の機能異常ではなく，別の病気を疑わなければならない．

　セルフケアでは，発熱や倦怠感などの全身症状がある，免疫抑制剤を服用している，糖尿病で血糖のコントロール不良の場合，お灸は避けるべきである．

（坂口俊二）

文献

1）飯田俊穂：高血圧とバイオフィードバック．バイオフィードバック研．2019；46（1）：49-56．
2）中村幸代：「冷え症」の概念分析．日看科会誌．2010；30（1）：62-71．
3）日本理療科教員連盟，東洋療法学校協会・編：新版 経絡経穴概論．医道の日本社．東京．2010：2-3．
4）廣岡良隆：特集：高血圧診療 update Ⅰ．総論 高血圧の成因．日臨．2020；78（2）：197-203．
5）坂口俊二，久下浩史，森 英俊：若年女性冷え症の自律神経活動動態．自律神経；2014；51（1）：23-7．
6）廣 正基：高血圧症に対する鍼灸治療．自律神経．2012；49（1）：7-10．
7）西條一止，川喜田健司・編：鍼灸臨床の科学．医歯薬出版．東京．2004：31-41．
8）鍋田智之，大月隆史，辻丸泰永・他：温灸を用いた灸セルフケアが夜間覚醒回数に与える影響―ランダム化比較試験―．全日鍼灸会誌．2017；67（1）：15-22．
9）Felhendler D, Lisander B：Effects of non-invasive stimulation of acupoints on the cardiovascular system. *Complement Ther Med*，1999；7（4）：231-4．
10）岡田 岬，谷口博志，加藤慎吾・他：鍼刺激による心循環動態への影響―心拍数・心拍出量・血圧の連関―．自律神経．2016；53：65-70．
11）岩元英輔，村瀬健太郎，谷之口真知子・他：血管弾性に鍼刺激が及ぼす影響―手三里穴・足三里穴・中脘穴と無刺激の比較．全日鍼灸会誌．2010；60（1）：54-63．
12）Nakamura S, Horiuchi H.：Randomized controlled trial to assess the effectiveness of a self-care program for pregnant women for relieving hiesho. *J Altern Complement Med*. 2017；23（1）：53-9．
13）Takamagi S, Kitajima N, Kudo S.：Physiological and subjective effects of the feet acupressure in adult women. *Hirosaki Med. J.*，2016；67：69-76．

14) 百合邦子, 坂口俊二, 鍋田理恵・他：若年女性の冷え症に対する温筒灸治療部位の検討－膝陽関（GB33）と三陰交（SP6）との比較研究. 日温気候物理医会誌. 2014；77（3）：237-49.
15) Gao J, Chen G, He HQ, et al.：The effect of auricular therapy on blood pressure：A systematic review and meta-analysis. *Eur J Cardiovasc Nurs.* 2020；19（1）：20-30.
16) 井垣清明, 池上正治, 浅川　要, 村岡　潔・訳：針灸学. 株式会社刊々堂出版社. 千葉. 1988：486-93.

6 アレルギー疾患（アトピー性皮膚炎・喘息・アレルギー性鼻炎）

　アレルギー疾患は国民の2人に1人が罹患している. 2014年の「アレルギー疾患対策基本法」の成立によりアレルギー疾患への取り組みが本格的になされようとしている. アレルギー疾患を引き起こす原因は様々あり, 心理的ストレスも原因のひとつである. 近年, 心理的ストレスは自律神経系や内分泌系を介して免疫系に作用し, アレルギー疾患であるアトピー性皮膚炎・喘息・アレルギー性鼻炎などの発症や経過に影響を及ぼしていることが明らかになりつつある. 本項では主にアトピー性皮膚炎・喘息・アレルギー性鼻炎に対するセルフケアについて述べる.

1）ストレスとアレルギー疾患

　ストレスを大脳新皮質で感じると, 視床下部（自律神経系と内分泌系の調節をしているところ）が働き, 交感神経系が刺激され, 副腎髄質からアドレナリンやノルアドレナリンを放出する. このアドレナリンやノルアドレナリンが免疫細胞に作用し, アトピー性皮膚炎・喘息・アレルギー性鼻炎の悪化につながっている. また, 内分泌系においては, 視床下部から放出されるホルモン（CRH）により脳下垂体からACTHを放出させ, 副腎皮質からコルチゾールが分泌される. このコルチゾールには免疫細胞の増加を抑制し, 炎症を抑える働きがある. しかし, アトピー性皮膚炎・喘息・アレルギー性鼻炎の患者はこの内分泌系の働きが悪く, 十分なコルチゾールが分泌されない. そのため, 免疫細胞の一部（好酸球, 肥満細胞など）が増加し, 症状の悪化につながっている（p.11, 図5参照）.

　アレルギー疾患を悪化させないためには, ストレスの種類や対処法などについて心得ておくことが大切である. ツボを指圧したり, 家庭用貼付型接触粒で刺激することで, ある程度アレルギー症状をコントロールすることができる. 特にストレスを自覚した場合, 出来るだけ早い時期からセルフケアを行うことがポイントである.

2）セルフケアの実際

（1）アトピー性皮膚炎の症状を軽減させるツボ：天容・人迎（図1）, 中脘・関元（図3）

　頚部のツボは示指で押すとよい. 図2に示すように示指の指腹（指紋部）で気持ち良い感覚が出るまで垂直に押す. 動脈があるため, 強く押さないよう注意する. 実際にツボを押す時間は1点3秒で3分間繰り返す.

　腹部のツボは図4に示すように母指の指腹（指紋部）で, 気持ち良い感覚が出るまで垂直に押す. 実際にツボを押す時間は1点3秒で3分間繰り返す.

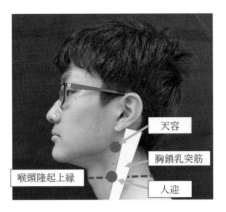

図1　天容と人迎
　　　天容：下顎角の後方で胸鎖乳突筋（頸部前面にある筋肉）との間に取る．
　　　人迎：喉頭隆起の外方で，胸鎖乳突筋の前縁（動脈の拍動部）に取る．

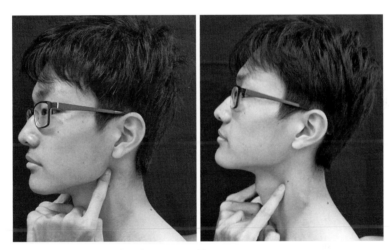

図2　頸部のツボを示指で押している様子

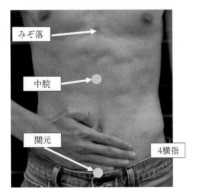

図3　中脘と関元
　　　中脘：臍とみぞ落ちの真ん中
　　　に取る．
　　　関元：臍から3寸(指の2-5指
　　　の横幅)下方に取る．

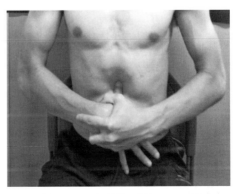

図4　腹部のツボを母指で押している様子

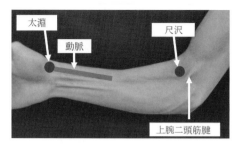

図5　太淵と尺沢
　　　太淵：手関節前面横紋上，橈骨動脈拍
　　　動部に取る．
　　　尺沢：肘を屈曲させると，上腕二頭筋
　　　腱が緊張する．肘窩横紋と上腕二頭筋
　　　腱の外側陥凹部が交差した所に取る．

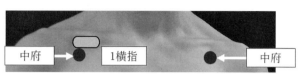

図6　中府：鎖骨下窩の陥凹部，烏口突起の内方から下1
　　　寸（母指の横幅）に取る．

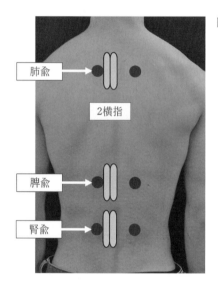

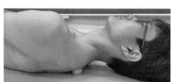

図7　肺兪，脾兪，腎兪
　　　肺兪：手を後ろに回し，第3胸椎棘突起下縁の高さで，
　　　後正中線の1.5寸（指の2-3指の横幅）外方に取る
　　　（肩甲骨の下端を結んだ線上の背骨から4個上にある骨
　　　から左右1.5寸外方に取る）．
　　　脾兪：第11胸椎棘突起下縁の高さで，後正中線の1.5
　　　寸外方に取る（肩甲骨の下端を結んだ線上の背骨から4
　　　個下にある骨から左右1.5寸外方に取る）．
　　　腎兪：第2腰椎棘突起下縁の高さで，後正中線の1.5
　　　寸外方に取る（ウエストの一番細いところの高さが第2
　　　腰椎と第3腰椎の間にあたる．ここから1.5寸外側に
　　　取る）．

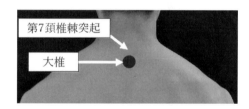

図10　大椎：第7頸椎棘突起下縁の凹みに取る．

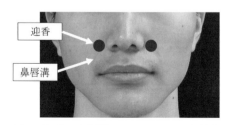

図8　ゴルフボールで肺兪を刺激し
　　　ている様子

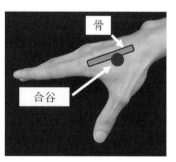

図9　迎香：鼻唇溝のライン上で，鼻翼外
　　　側縁の中点の高さに取る．

図11　合谷：示指の延長にある手の甲の
　　　骨の真ん中で母指側の際に取る．

(2) 喘息の症状を軽減させるツボ：太淵・尺沢（図5），中府（図6），中脘・関元（図3），肺
兪・脾兪・腎兪（図7）

手が届かない場合は，肺兪（図8）のようにゴルフボールを利用し，背中のツボを刺激する．

(3) アレルギー性鼻炎の症状を軽減させるツボ：迎香（図9），大椎（図10），合谷（図11）

3) セルフケアのポイント

(1) 指　圧

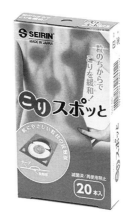

図12　家庭用貼付型接触粒
（SEIRIN 社 HP より引用）

ツボを指で押すときには力加減が重要である．アトピー性皮膚炎で述べた頚部と腹部の指圧は交感神経を抑制させるため，気持ち良い程度の力で押すことが重要である．一方，アレルギー性鼻炎で述べた迎香はやや強めに押し，交感神経を高める．交感神経が高まることで鼻の通りがよくなる．疾患に合わせ指圧の力を調節することが必要である．

(2) 家庭用貼付型接触粒

円皮鍼の代わりとして家庭用貼付型接触粒を紹介する．家庭用貼付型接触粒はセイリン株式会社より「こりスポッと」®が市販されている（図12）．皮膚への接触部分は0.5 mm の樹脂製の粒でできており，刺激したいツボにピンポイントにアプローチできる．皮膚には刺さらないので，鍼が苦手な方も使用できる．テープは9 mm と小さく目立たないため，顔面部以外では日中も貼り付けておくことができる．

4) セルフケアの効果とメカニズム

(1) アトピー性皮膚炎へのツボ刺激効果

今回紹介した頚部と腹部のツボの部位とは若干異なるが，アトピー性皮膚炎患者に頚部と腹部への指圧治療を1年間継続した研究がある[1]．それによると，毎回治療後にかゆみが改善し，皮膚症状も改善していることが報告されている．近年，ストレスが交感神経系を刺激して免疫細胞の働きを乱し，かゆみを促進するという関係性が解明されつつある．頚部と腹部への指圧治療の効果には

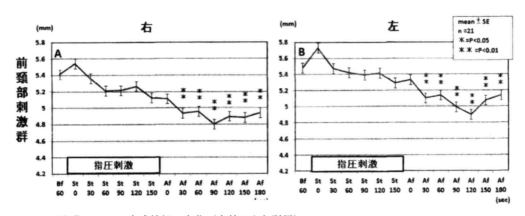

図13　頚部指圧による交感神経の変化（文献2より引用）

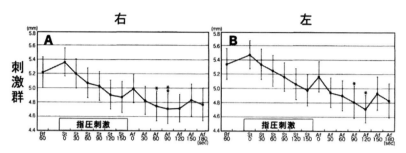

図14　腹部指圧による交感神経の変化（文献3より引用）

交感神経の抑制が関与していることが示唆されている[2,3]．**図13，14**は健常成人の頸部と腹部に指圧を行った時の交感神経の変化を調べたものである．自律神経の状態を測定する尺度として瞳孔の大きさを用いている．瞳孔は自律神経の影響を受け，交感神経が興奮すると瞳孔が大きくなり，副交感神経が興奮すると瞳孔は小さくなる．瞳孔の大きさを測れるゴーグル（両眼電子瞳孔計）を用いて研究を行った結果，頸部または腹部に指圧を3分間行うことで瞳孔が有意に小さくなる（交感神経が抑制される）ことが明らかになった[2,3]．これらのことより，頸部と腹部のツボに指圧することでアトピー性皮膚炎の症状をコントロールできるとすると，交感神経の抑制がそのメカニズムとして考えられる．

(2) 喘息へのツボ刺激効果

喘息は様々な刺激により気道が過敏に反応し，可逆的な気道の狭窄が起こり，夜間から早朝にかけて喘息発作，喘鳴や呼気性呼吸困難感を主症状とする疾患である．主にステロイド薬等を用いた薬物療法が行われている．喘息患者の中にはステロイド薬を用いても喘息発作の軽減が得られないものがいる．鈴木らはそのような患者に対し，現代医学の標準治療に鍼治療を併用し，効果を認めたと報告している[4]．使用したツボは太淵，尺沢，中府，中脘，関元，肺兪，脾兪，腎兪である（ただし，報告では患者の症状に合わせこれら以外のツボも適宜用いている）．ステロイド抵抗性喘息患者6名（49.0 ± 18.4歳）に対し週1回，10週間鍼治療を行った．その結果，全症例で喘息日誌により評価した発作点数が鍼治療期間に一致して改善し，呼吸困難感（VAS）とピークフロー（起床時，就寝時）も改善したと報告している．鍼治療は無資格では行えないが，これらのツボに自己指圧等を行うことで，症状をコントロールすることが期待できる．

(3) アレルギー性鼻炎へのツボ刺激効果

アレルギー性鼻炎はアレルゲンと呼ばれる原因物質が鼻の粘膜を刺激することで発症する．ダニなど一年を通じて現れるアレルゲンが原因のものを「通年性アレルギー性鼻炎」，スギ花粉など決まった季節に現れるアレルゲンが原因のものを「季節性アレルギー性鼻炎」と呼んでいる．筆者らは通年性アレルギー性鼻炎患者と季節性アレルギー性鼻炎患者に円皮鍼（円形のシールに0.6 mmの長さの鍼が付いたもの）を配布し，睡眠前に自分で迎香，大椎，合谷に円皮鍼を貼り，起床後剥がすことを2週間毎日行わせた[5]．その結果，円皮鍼刺激期間中にくしゃみの回数・鼻をかんだ回数・鼻閉の程度・日常生活の支障度の軽減を認めた．また，症状悪化に関与する鼻汁好酸球が円皮鍼刺激期間中に消失した．円皮鍼の代用として家庭用貼付型接触粒を購入し，アレルギー性鼻炎の症状をコントロールすれば，より快適な日常生活を送ることができる．

5）その他の経穴（ツボ）

　アレルギー疾患に効果があるとされるツボはこれまでに紹介したもの以外にもいくつか存在する．ここでは耳介にあるアレルギー疾患に対する耳の経穴（神門，鼻眼浄点，副腎，内分泌）を紹介する．

　耳ツボのマッサージ方法は耳の裏側に母指を置き，示指でツボを揉み，3秒程度押す．ツボとその周辺を中指と示指で丁寧にこするようにする．つまめる箇所はつまんでほぐす．これを3回繰り返す．

　耳のツボは見つけにくい．そのため，**図15**を見ながら，近くの方の耳を借りて練習することを勧める．

6）注意事項

　指圧および家庭用貼付型接触粒によるツボ刺激方法を行っても症状の程度が重く，なかなか軽減しない場合や，症状が長期間続くようであれば，専門医（皮膚科，呼吸器科，耳鼻咽喉科等）に相談する．アレルギー疾患に関する病態には多くの専門的見地からのアプローチが必要な場合も多くあるからである．

　表1にアトピー性皮膚炎・喘息・アレルギー性鼻炎について鑑別すべき病態を挙げる．

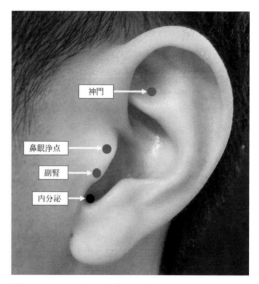

図15　アレルギー疾患に関与する耳のツボ
　神門：耳上部のY字型軟骨の間（自律神経を整える作用）
　鼻眼浄点：耳のふくらみ，耳珠の上の部分より少し前方にある（眼の痒み，鼻水，鼻づまり，鼻炎への効果が期待できる）．
　副腎：耳のふくらみ，耳珠の下の部分にある（副腎皮質ホルモンや副腎髄質ホルモンの調整を行い，アレルギーを緩和させる効果が期待できる）．
　内分泌：耳の下部，U字型のくぼみ部分（ホルモンバランスの調整が期待できる）．

表1　アレルギー疾患で鑑別が必要なもの

①アトピー性皮膚炎との鑑別が必要なもの（文献6より引用）
・接触皮膚炎　・手湿疹　・脂漏性皮膚炎　・皮膚リンパ腫　・単純性痒疹　・乾癬　・汗疹　・膠原病（SLE，皮膚筋炎）　・魚鱗癬　・疥癬　・免疫不全による疾患　など
②喘息との鑑別が必要なもの（文献7より引用）
アレルギー性鼻炎　アレルギー性結膜炎　・アレルギー性気管支肺アスペルギルス症　・好酸球性多発血管炎性肉芽腫症など
③アレルギー性鼻炎との鑑別が必要なもの（文献8より引用）
・急性・慢性副鼻腔炎　・好酸球増多性鼻炎　・血管運動性鼻炎　・妊娠性鼻炎など

（松熊秀明）

文献

1) 千葉優一ら：アトピー性皮膚炎に対する指圧治療. 日本指圧学会誌. 2013；2：22-25.
2) 横田真弥ら：前頚部・下腿外側部の指圧刺激が瞳孔直径に及ぼす効果. 東洋療法学校協会学会誌. 2012；35：77-80.
3) 栗原耕二朗ら：腹部の指圧刺激が瞳孔直径に及ぼす効果. 東洋療法学校協会学会誌. 2011；34：129-132.
4) 鈴木雅雄ら：気管支喘息に対する鍼治療の臨床的効果の検討. 全日本鍼灸学会雑誌. 2006；56（4）：616-627.
5) 伊藤友紀ら：夜間時のみの円皮鍼刺激がアレルギー性鼻炎に及ぼす影響. 第61回全日本鍼灸学会学術大会抄録集. 2012；251.
6) 日本皮膚科学会アトピー性皮膚炎診療ガイドライン作成委員会：アトピー性皮膚炎診療ガイドライン2016年版. 日皮会誌. 2016; 126: 121-155.
7) 薫 康夫：気管支喘息の周辺疾患：鑑別と治療. 日内会誌. 2018; 107: 2104-2112.
8) 鼻アレルギー診療ガイドライン作成委員会：鼻アレルギー診療ガイドライン—通年性鼻炎と花粉症—改訂第4版. ライフサイエンス・メディカ. 東京. 2002.

7 感覚器系（心因性視力障害・心因性めまい・咽喉頭異常感症）

　頭面部には，脳のほか，目・耳・鼻・口など重要な感覚器が集中している．ストレスによる交感神経の興奮は，感覚器の感度を上昇させる．また，ストレス反応が持続することによって感覚過敏となり，さまざまな症状を引き起こす．ここでは，感覚器領域のストレス反応としてよく見られる，視力障害，めまい，咽喉頭異常感症について説明し，ツボ指圧によるセルフケアについて紹介する．

1）ストレスと感覚器領域の症状

（1）心因性視力障害

　眼や脳には異常なく，ストレス反応により視力が低下している状態をいう．小学生や中学生の児童に多いとされているが，大人でもよく見られる．症状として，視力低下，視野・色覚・暗順応の異常，チック症（まばたきを繰り返す）などがあり，日常生活では困ることは少ないが，時と場所によって，集中して物を見つめようとすると，見えづらくなる，視野が急に狭くなる，色がかかったように見えるなどが特徴である．

（2）心因性めまい

　ストレスや不安感などの精神的な原因で起こるめまいをいう．通常めまいの原因は，耳や脳の異常で起きるが，心因性めまいは検査をしてもどこにも異常が認められない．決してまれなものでなく，施設にもよるが，めまい患者の約20〜80％と高率に見られる．自律神経失調症を起こしていることが大半で，めまい以外に倦怠感，不眠，頭痛，肩こりなどの身体症状を訴えることも多い．めまいの症状は多彩で，雲の上を歩くような感じ，じっとしていてもふわふわする，頭の中が真っ白になる感じがする，ドキドキしたり気が遠くなる感じがするなどと説明することが多い[1]．

(3) 咽喉頭異常感症

　喉に何かがつまっている，ひっかかっている，つかえている感じ，喉がイガイガする，ふさがるなど，喉の異物感や圧迫感を自覚し，耳鼻咽喉科や内科で検査を行っても身体的な病気がみられないものをいう．「ヒステリー球」あるいは「エヘン虫」とも言われ，東洋医学では「梅核気（ばいかくき）」「咽中炙臠（いんちゅうしゃれん）」と表現している．不安やストレスなどの精神的要因が深く関与していると考えられている．発生機序を分析した研究では，不安や緊張が56％，ヒステリー性の転換反応が25％，うつ状態が11％と報告されている[2]．

2) セルフケアの実際

　ストレスを緩和し，感覚の過敏状態を緩和するには，これから紹介する頭頚部にある4つのツボと手と前腕にある2つのツボを指圧する．

(1) 頭頚部の4つのツボ：太陽・天柱・風池・天牖を指圧する（図1〜8）．

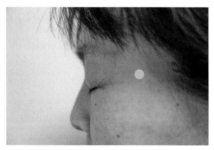

図1　太陽の部位
目の外側，こめかみのくぼみにある．まゆ毛の外端と目尻の中央から，指2本後ろにあるくぼみが太陽である．

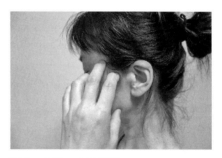

図2　太陽の自己指圧
示指あるいは中指で指圧し，他の指はそばにそえて安定させる．目の近くを刺激するので，誤って指が目に入ることのないよう，注意深く行う．

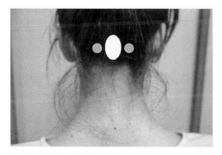

図3　天柱の部位
首の後ろの髪のはえ際で，中央にあるくぼみ（盆のくぼ）の左右両脇にある太い筋肉の外縁のくぼみが天柱である．

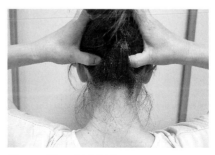

図4　天柱の自己指圧
母指で指圧し，他の指を頭全体にそえて安定させる．顎を上げ気味にしながら，手のひらを広げ，頭部を鷲づかみにして，母指を「天柱」にあてて，垂直に指圧する．

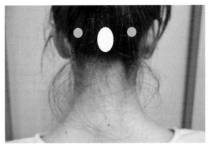

図 5　風池の部位
首の後ろの髪のはえ際で，先の天柱の指 1 本分上外側にあるくぼみが風池である.

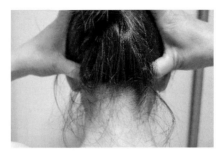

図 6　風池の自己指圧
母指で指圧し，他の指を頭全体にそえて安定させる．顎を少し下げ気味にしながら，手のひらを広げ，頭部を鷲づかみにして，母指を当てて，垂直に指圧する.

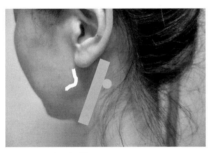

図 7　天牖の部位
顎の骨の角の後ろで，首にある胸鎖乳突筋という大きな筋肉の後ろにあるくぼみが天牖である.

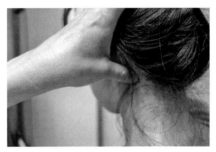

図 8　天牖の自己指圧
母指で指圧し，他の指を頭全体にそえて安定させる．手のひらを広げ，頭部を鷲づかみにして，母指を当てて，垂直に指圧する.

(2) 手と前腕の 2 つのツボ：合谷，列缺を指圧する（図 9〜12）

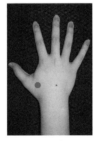

図 9　合谷
手の甲を上にして，母指と示指の骨が合わさるところの少し手前にあるくぼみが合谷である.

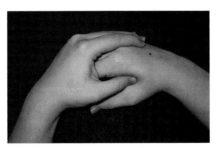

図 10　合谷の位置と合谷の自己指圧
母指と示指の間に，反対の母指を当てて指圧する．他の指は自然にそえて安定させる．示指の骨に向けて指圧すると痛みを感じる.

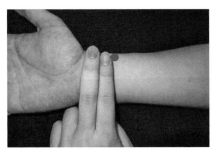

図 11　列缺
手のひらを上にして，前腕の母指側で，手首から指2本（約2cm）上の動脈の外側にあるくぼみが列缺である．

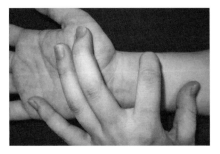

図 12　列缺の自己指圧
反対側の示指の先端を当てて，垂直に指圧する．反対側の中指と薬指は自然にそばにそえて安定させる．

3) セルフケアのポイント

　ツボは指圧すると，ズーンとひびくような感じ，痛いが何となく気持ちよいといった反応（圧痛反応）がある．ツボを取るときは，ツボの部位を手掛かりに，適度に指圧して圧痛反応を探ることが重要である．垂直に指圧するのが基本であるが，角度を少し変えて指圧することによって圧痛反応を得ることがある．いずれも圧痛反応がある部位を指圧するのがポイントである．指圧方法は，息を吐くときにツボを指圧すると，刺激がよく伝わって効率がよい．息を吸うときは，筋肉が収縮して硬くなる．この時にツボを指圧しても刺激は十分に伝わらない．指圧は力の入れやすい母指や示指または中指を使う．指先をそらして腹の指の部分で指圧する．体の疲れが強いときは一般に軽く指圧する．これは東洋医学の補法と言って，エネルギーを補って正常な状態に戻す刺激法とされる．一方，症状が強いときは逆に強く指圧する．これは瀉法と言って感覚過敏な状態や症状を抑えるための刺激法とされる．指圧し過ぎてもいけない．ゆっくりと3～5秒ほど指圧したら，2～3秒くらい休んでまた指圧する．これを3～5回繰り返すとよい．毎日（朝，昼，夕）自己指圧することが大切である．天柱と風池と天牖は，指圧しながら，ゆっくりと上を向いたり，下を向いたり，頭を動かすと筋肉が緩みやすくなる．ただし，心因性めまいは症状が誘発されることがあるので，動かさないほうがよい．

4) セルフケアの効果とメカニズム

(1) 頭頚部の4つのツボの効果とメカニズム

　ストレスを感じると，力が入り，筋肉の緊張が続く．そして交感神経優位の状態になって，筋肉への血液の流れが悪くなり，緊張がさらに強くなる．ストレス反応として引き起こされる視力障害，めまい，喉の異常感の発現と同時に，特にこめかみや頚部の筋肉の緊張がみられる．ここで紹介した頭頚部の4つのツボはそのポイントであり，指圧で筋肉の緊張を緩和することによってストレスと症状の改善への効果が期待できる．

　太陽は，側頭筋の前部にある．ストレスによる頭痛（緊張性頭痛）の原因筋のひとつに数えられ，心因性視力障害では強い緊張がみられる．近視や眼精疲労など眼科疾患で用いられ，その効果が認められている．天柱と風池の部位は，後頭頚部の僧帽筋，頭板状筋，頭半棘筋などが走行し，

深層には頭蓋骨と頚椎をつなぐ後頭下筋が走行する．天牖は側頭頚部の胸鎖乳突筋，頭板状筋など が走行する．後頭下筋は筋紡錘の密度が高く交感神経が多く分布するため[3]，心身のストレスを受 け交感神経優位となると，うっ血して緊張やコリが出現しやすい．また後頭下筋は眼と密接に関係 し，眼を過剰に使うとそれに伴って後頭下筋も過緊張状態となる．後頭下筋の筋緊張の調整をする ことで眼球運動が活性化するとの報告がある[4]．

　心因性めまいにおいても，後頭頚部および側頭頚部の筋肉に強い緊張がみられる．これは平衡感 覚をつかさどる前庭神経が前庭頚反射を介して頚部筋を支配することから発生する．さらに前庭神 経は眼球運動を調節して焦点を合わせる機能があり，めまいと視力障害は関連して，更なる頭頚部 の筋肉の異常緊張の原因となる．咽喉頭異常感症においても，ストレス反応として頭頚部の筋肉の 緊張がみられる．鍼治療の臨床経験で得たことであるが，天牖は喉の炎症と関係があり，喉に異常 があると緊張や圧痛が出現する．診断点として治療点として，咽喉頭異常感症はもちろんのこと， 急性や慢性の扁桃炎の鍼治療ポイントとして使用されている．

(2) 手と前腕の2つのツボの東洋医学的考察と効果

　合谷と列缺は視力障害，めまい，喉の異常感が発現する部位から離れた手や前腕のツボである が，遠隔からの刺激によって症状軽減の効果が期待できる．中国の元・明代における鍼灸文献の中 に四総穴（4つの重要なツボ）として，「肚腹は足三里に留め，腰背は委中に求む，面口は合谷に 収む，頭項は列缺に尋ね」と記載され，合谷と列缺が紹介されている．

　顔面部と口部の症状は合谷を，頭頚部の症状は列缺で治療するとの意味であり，古来から頭部・ 顔面部・眼部・口部・鼻部の症状を治療するツボとして用いられてきた．合谷は，顔面部と口部の 症状だけでなく，全身各所の痛みに対する鎮痛効果[5]やリラックス効果も期待できる万能ツボとし て知られている．合谷と頭頚部の太陽と風池の組み合わせは視力低下に対する鍼治療において常用 されるツボである．この3つのツボを基本穴として鍼治療を行った児童期から青年期の近視を訴え る653名を対象とした研究では，平均で0.2〜0.3の裸眼視力の回復を認め，中等度以下の軽度近 視の回復に有効であること[6]，さらにこの3つのツボは眼底の網脈絡膜血流を増加させるとの報告 がある[7]．

　列缺は東洋医学の経絡において肺と関連するツボであり，咳嗽や四総穴として頭頚部の痛みや緊 張の緩和に使用される．合谷と列缺を基本穴として，咽喉頭異常感症と診断された15症例に対し て鍼治療を行った研究において，79.9%の有効率（著効3例，有効5例，やや有効4例，無効3 例）が得られ，特に心因性要因が強い症例に対して，その効果が著明であったとの報告がある[8]．

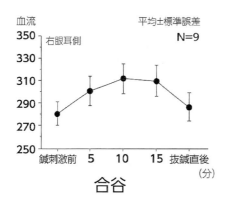

図13　合谷への鍼刺激における網脈絡膜 血流の経時的変化
縦軸は血流の相対値，横軸は経時 的変化を示す．合谷の刺激は血流 を増加させ，鍼を抜いた直後に刺 激前の血流に戻る傾向を示した．

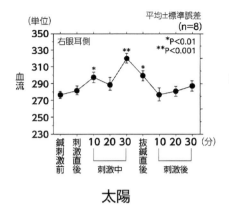

太陽

図14　太陽への鍼刺激における網脈絡膜血流の経時的変化
縦軸は血流の相対値，横軸は経時的変化を示す．太陽の刺激は血流を増加させ，刺激30分後で血流の最高値を示し，その後，鍼を抜いた10分後まで血流が減少し，その後再び緩やかに血流増加が認められた．

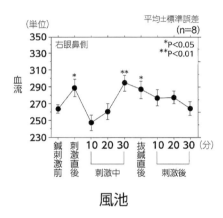

風池

図15　風池への鍼刺激における網脈絡膜血流の経時的変化
縦軸は血流の相対値，横軸は経時的変化を示す．風池の刺激は刺激直後で一過性に血流増加を認めたものの，刺激10分で一過性に減少を示した．その後，徐々に血流増加を示し，刺激30分後で血流の最高値を示し，鍼を抜いた直後から緩やかに血流減少が認められた．

　図13〜15は鍼刺激によるデータであるが，ここで紹介したツボへの刺激が眼内の網膜脈絡膜血流に影響を与えることを示したものである[7]．これらは，ツボ刺激が感覚系に効果を与える可能性を示唆したもので，注目に値する．

5）その他の経穴（ツボ）

　上述した6つのツボと組み合わせて使用すれば相乗効果が期待できる膻中・手三里・太衝を紹介する（図16，17，18）．時間に余裕があるときは加えて自己指圧する．自己指圧の方法は，ポイントで示したとおり，ゆっくりと3〜5秒ほど指圧したら，2〜3秒くらい休んでまた指圧する．これを1か所に3〜5回繰り返すとよい．毎日（朝，昼，夕）自己指圧する．

6）注意事項

　セルフケアは，心因性の視力障害・めまい・喉の異常感に対するもので，精神的な心のストレスが原因となっているものが対象となる．つまり，目や喉や脳や胃腸な

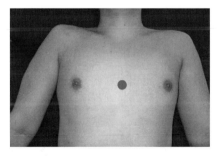

図16　膻中
胸の中央にあるツボである．左右の乳頭を結んだ線の真ん中が膻中である．イライラや不安感を解消し，精神を安定させる効果がある．母指を当てて，垂直に指圧する．

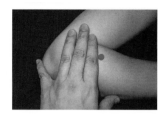

図17 手三里
前腕の肘寄りにあるツボである．肘を曲げたときにできる横しわの外側の端から手の方へ指3本分のところ，手を握ると筋肉が盛り上がる部分が手三里である．首や肩の凝りや痛み，扁桃炎に効果がある．反対側の母指を当てて垂直に指圧する．指圧すると痛みがあり，母指や示指の方にまでひびく．

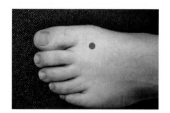

図18 太衝
足の甲の母指と示指の骨が交わるところから，やや指先よりのへこみが太衝である．冷え性やストレス・イライラ，めまいに効果がある．母指を当てて，垂直に指圧する．

どに病気が何もないことが前提となる．症状が軽くても場合によっては重篤な疾患が隠れている場合もあるので，無理してセルフケアで対処しようとせず，必ず眼科や耳鼻咽喉科の専門医の診察を受け，心因性であると診断を受けてから自己指圧を行う．また感染症にかかり高熱のあるとき，お酒を飲んだとき，体調が悪いときはセルフケアを控える．セルフケアを行っても，症状の程度が軽減しない場合や，症状が長期間続くようであれば，心療内科などの専門医に相談する．心因性の症状は，原因となっている心理的ストレスを取り除くことが第一の治療となる．職場や家庭など私生活での環境調整を含めたトータルケアが必要であり，焦らずに時間をかけてゆっくり取り組むことが大切である．

（山本晃久）

文献

1) 五島史行：心因性めまいの診断と治療．2015；118（3）：254-255．

2) 川上澄：過敏性腸症候群（IBS），およびヒステリー球（咽喉頭異常感症）．臨床精神医学．1988；17（10）：61-63．

3) Kulkarni V, et al：Quantitative study of muscle spindles in suboccipital muscles of human foetuses. *Neurol India.* 2001；49：355-359.

4) 平良眞也，目島直人，神山寛之：後頭下筋群が衝動性眼球運動に及ぼす影響について．理学療法学．2008；36（2）（第44回日本理学療法学術大会 抄録集）．

5) 石丸圭荘，関戸玲奈，咲田雅一：合谷通電における内因性鎮痛と経絡の関係．全日本鍼灸学会．2003；53（2）：184-189．

6) 大山良樹，佐々木和郎・他：眼窩疾患の鍼灸療法テクニック．全日本鍼灸学会雑誌．1993；43（1）：14-19．

7) 大山良樹：鍼刺激が眼底局所微小循環系に与える影響．鍼灸OSAKA．2011；27（2）：47-53．

8) 山本晃久，佐々木和郎，北出利勝：咽喉頭異常感症に対する鍼治療効果．東方医学．2000；16（1）：55-61．

⑧ メンズヘルス

　日本では，第二次世界大戦以降の平均寿命の延びとともに，近年では健康寿命が問われるようになり，中高年の男性においても生活の質の向上が重視されるようになっている．特に男性も更年期障害を起こすことが知られており，注目が集まっている．中高年男性における体の変調には男性ホルモンの分泌量の減少が大きく影響する．そしてこの系はストレスの影響を受ける．

1）中高年期男性の体の変化に伴う症状

　男性ホルモンであるアンドロゲンは，男性の副生殖器の発育および機能を促進し，第二次性徴を発現させるが，筋，骨，中枢神経系，骨髄，前立腺，性機能などの多くの重要組織の生理的働きを担っている．思春期以降，男性ホルモンの分泌量は加齢とともに生理的に徐々に減少するが，アンドロゲンの主要ホルモンである血中テストステロンの血中量が急激に減ると，筋肉量の減少，骨量低下，性機能障害，体脂肪の増加などが生じ，中高年期ではこれらの現象と，心理社会的ストレスが相まって，落胆，抑うつ，無気力，不安，不眠，疲労感，いらだち，パニック，神経過敏，知的意欲の喪失，認知力低下，空間認識力の低下，性欲低下などの精神的・心理的症状や，ほてり，冷え性，発汗，頭痛，めまい，耳鳴り，肩こり，便秘，下痢，筋力低下，勃起障害（Erectile Dysfunction；ED），精巣萎縮，貧血，骨密度低下，内臓脂肪の増加，狭心症・労作性心筋虚血などの身体的症状，変化が起こることがある．これらは男性更年期障害（Late-onset hypogonadism；LOH 症候群）と呼ばれる[1]．

　男性ホルモンの分泌異常が影響する異常に男性不妊症がある．問題となる年齢は三十歳代後半から四十歳代前半と，男性更年期障害のより少し早い年代だが，近年の日本は晩婚化が進み，少子高齢社会となり大きな問題となっている．原因不明の特発性造精機能障害が最も多く（全体の約42％），専門医でも対応に苦慮している．

　また，中高年男性は社会的にも重要なポストに就く年代で，精神的にも多大なストレスを受けやすく，頭皮も影響を受けての脱毛症も起こりやすい．脱毛症は，特に容貌に影響すると考えている人も少なくないため，発症により精神的ダメージをさらに増幅させてしまう．

　本項では，男性更年期障害に対する基本的なセルフケアの刺激部位および，勃起障害と男性ホルモンが関与する男性不妊症，中高年期男性で問題になる脱毛症に対する刺激部位について解説する．

2）セルフケアの実際

（1）男性更年期障害に対する基本のツボ（男性ホルモンの分泌を調整する基本のツボ）

　①図1のように，三陰交（○）太渓（●）の左右のツボを母指の先端で押圧する．また②足三里（◉）から下腿中央部ぐらいまで（太線）（図2）を4指（示指から小指）の先端で押圧する（左右）．③肝兪・脾兪・腎兪の左右のツボを母指の先端で押圧する，または肝兪から

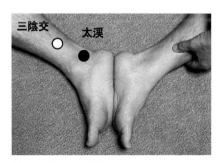

図1　三陰交，太渓

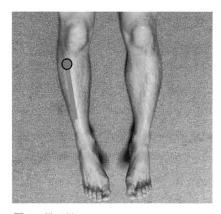

図 2　足三里

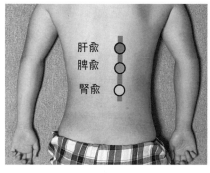

図 3　肝兪・脾兪・腎兪
　・肝兪：第 9 胸椎と第 10 胸椎の間
　　　　　の指 2 本分外側のところ
　　　　　（●）
　・脾兪：第 11 胸椎と第 12 胸椎の
　　　　　間の指 2 本分外側のとこ
　　　　　ろ（●）
　・腎兪：第 2 腰椎と第 3 腰椎の間
　　　　　の指 2 本分外側のところ
　　　　　（●）

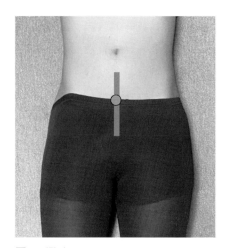

図 4　関元

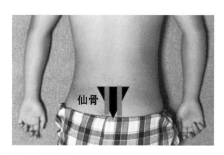

図 5　仙骨部

腎兪までのライン（太線）を押圧する（図 3）．④関元（●）を
母指の先端で押圧する．4 指（示指から小指）の先端でへそ
から性器の付け根までの部分（太線）を押圧しても良い（図
4）．

（2）勃起障害，男性不妊症（精子無力症）

（1）の刺激に仙骨部，気衝，大腿内側部の押圧を加える
（図 5，6）．①仙骨部（殿部の骨盤の中央の平たい骨；上髎，
次髎，中髎，下髎）を上から下まで（太線）を母指の先端で
押圧する．②気衝（下肢の付け根の鼠径部の中央部と性器の
中間のところ；●）を母指の先端で押圧する．③大腿内側部
（鼠径部から膝近くまで；太線）を母指の先端で押圧する．

（3）脱毛症：（1）の刺激に闇三針を加える

闇三針で用いるツボとして，①防老穴：百会の後ろ 1 寸，
②健脳穴：風池（盆のくぼから指幅 4 本分外側）の下 1 寸 5

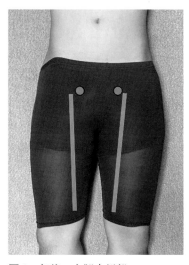

図 6　気衝，大腿内側部

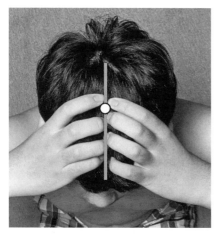

図 7　防老，頭頂部

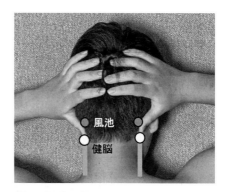

図 8　風池，健脳，側頚部

分，がある．**図 7**のように 4 指（示指から小指）
の先端で，頭部の正中線を，額の髪の生え際から
つむじぐらいまで（太線）を少し強めに押圧する
と良い（痛みが出ない程度）．また，**図 8**に示す
側頚部（首の真後ろから指幅 4 本分外側のとこ
ろ；太線）を頭の付け根から肩まで親指の腹で押
圧すると良い．市販のセルフケアグッズ（**図 9**）
を用いると，広い皮膚領域を刺激しやすい．

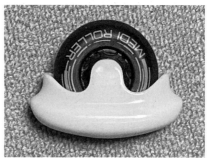

図 9　メディローラー（MEDI ROLLER；株
式会社 Innovative Sports）

3)　セルフケアのポイント

　セルフケアにおけるツボ刺激では，ゆったりと
した気持ちで，痛みを感じない程度で，じんわりと心地よい強さで押圧し，押圧した状態で指先で
円を描くように，または上下，左右に動かして刺激を行う．一か所につき，約 10 秒間刺激を行い，
5 秒間のインターバルで 5〜10 回の刺激を行うと良い．1 日に朝・晩の 2 回のツボ刺激が望ましい．
また，市販のセルフケアグッズを用いると広い領域の刺激が行いやすい．

4)　セルフケアの効果とメカニズム

(1)　男性更年期障害

　男性ホルモンであるアンドロゲンは，男性の副生殖器の発育および機能を促進し，第二次性徴を
発現させる作用をもつ物質の総称であり，主要ホルモンであるテストステロンの他，ジヒドロテス
トステロン，デヒドロエピアンドロステロン，アンドロステロン，アンドロステンジオン，エピア
ンドロステロンなどが含まれる．循環血液中のテストステロンの 95％は精巣のライディッヒ細胞
から分泌され，残りの 5％は副腎から分泌される．精巣の機能は，視床下部−下垂体−精巣系でホ
ルモン的な調整を受ける．視床下部の視索前野で合成され，分泌されるゴナドトロピン放出ホルモ
ンは下垂体に作用して，前葉から黄体形成ホルモン（Luteinizing hormone；LH ＝黄体化ホルモ
ン）と卵胞刺激ホルモン（follicle stimulating hormone；FSH）が分泌される．LH は精巣のライ

ディッヒ細胞に作用してテストステロンを分泌させ，このテストステロンと FSH により精巣のセルトリ細胞が活性化し精子形成が促進され，テストステロンが前立腺細胞に選択的に取り込まれることによって，前立腺細胞の生理作用の維持や増殖が起こる[2].

　これまでの研究で，ヒトにおいて，鍼灸刺激やツボ刺激によって血中テストステロン量が増加したという報告は見当たらないが，部分的アンドロゲン欠乏モデルラットを用いた研究では，腎兪（第2腰椎と第3腰椎の間の指2本分外側のところ）と関元（へそから真下に指幅4本分降りたところ）に 3Hz，15分間の鍼通電刺激または棒灸刺激を8週間行ったところ，血清テストステロンが増加し，その効果は灸刺激の方が大きかったことが報告されている[3].　また，ラットの下腹部へ鍼通電刺激を行ったところ，視床下部内側視索において GnRH の発現量が増加したとの報告もあり[4]，鍼灸刺激による男性ホルモン分泌の改善の可能性も示唆されている.　ヒトと動物では種の差があり，動物での研究データをそのままヒトに適応することはできないが，神経，筋肉などの構造も類似しており，ヒトでの効果とその機序の推定には役立てることができる.

　東洋医学では，このような状況は，生体の成長・発育を推し進める生体エネルギーである「腎気」の加齢による衰えに，精神的なストレスの影響が重なった状態だと考えられる.　それゆえに，衰えた「腎気」を活発にし，ストレスによって弱った身体機能を回復させる治療が行われる[5].

　なお，発症には社会的要因や人間関係が大きく関与するため，単に肉体的なツボ刺激だけでなく，それらの背景因子の改善，生活習慣の改善も重要である.

(2) 勃起障害

　触覚刺激や視覚刺激などによって性的興奮を感じると，副交感神経性の骨盤神経（第2仙髄-第4仙髄；S2-4）の作用で左右の陰茎海綿体との尿道海綿体に血液が溜まって勃起が起こる.　性的興奮が極点に達すると，主に交感神経性の下腹神経（主に第1腰髄-第3腰髄；L1-3）の作用によって，精巣上体管に蓄えられ精子が，精巣上体管の壁にある輪走筋が律動的に収縮することによって精管へと送り出され，精管の蠕動運動により精管膨大部に到達し，精嚢の開口部と合流して射精管に至り，精嚢分泌液が混合され，精嚢の平滑筋の収縮により尿道に送られる.　尿道は前立腺の中を通り（尿道前立腺部），ここで前立腺の分泌液と混合されて精液となり，精液が尿道球状部へ入ると体性運動神経である陰部神経（S2-4）の活動により，坐骨海綿体筋および球状海綿体筋，会陰の骨格筋に律動的な収縮が起こり，陰茎の先端の外尿道口から体外に射出される（**図10**）[6-11].

　北小路らの報告によると器質的 ED の神経性（中枢神経，脊髄神経，末梢神経），血管性，内分泌性と心因性の混合性 ED の患者27例に対して，中髎から

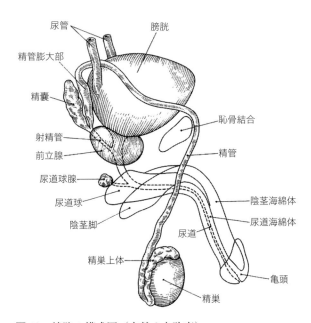

図10 精路の模式図（文献6を改変）

刺入した仙骨部の鍼刺激を1週間に1回，約11回行ったところの17例（63%）で性交時の状態の改善がみられた[12]．

(3) 男性不妊症

日本において，不妊の検査や治療を受けたことがある（または現在受けている）夫婦は全体で，2015年は18.2%（約5.5組に1組）となり[13]，世界的に調査した不妊症の割合の平均値のおよそ2倍と非常に高い割合となっており[14]，国を揺るがす大きな問題になっている．不妊の原因は，以前ではほとんどが女性側にあると考えられていたが，近年では約半数に男性側に原因があることが報告されている（図11）[16]．男性不妊症の原因疾患では，原因不明の「特発性」造精機能障害が42.1%と最も多く，次いで「精索静脈瘤」による造精機能障害が30.2%と多い．精液検査のデータでは，無精子症17.8%，高度乏精子症22.3%，乏精子症36.0%，精子無力症43.6%で（重複あり），高度乏精子症患者はすべて精子無力症でもあり，乏精子症患者のうちの59.5%は精子無力症でもあったことが報告されている[17]．

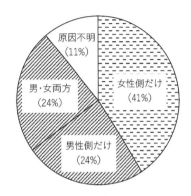

図11 不妊症の原因における男・女ごとの割合（文献17を改変）

筆者らが行った研究では，生殖器系器官や射精行為，精液に自覚的な異常がない成人40名（平均年齢 21.4 ± 1.7 歳）において，前述の中髎からの仙骨部へ鍼により，精子低運動率群では，精漿中の前立腺特異抗原（Prostate specific antigen；PSA）濃度の増加とともに，精子運動率の上昇が認められた（図12）．その上昇反応は交感神経 $\alpha1$ 受容体遮断薬を投与した際には消失したため，これらの結果は，仙骨部に行った鍼刺激によって交感神経が亢進し，前立腺を賦活させることによって，前立腺液中の PSA 濃度が上昇して，射精後凝固した精液の液化が促進し，精子の運動率が上昇した可能性が考えられ，仙骨部骨膜への鍼刺激が精子無力症に対して有効である可能性を示唆している．これらのうち，鍼刺激前の精子運動率が WHO の基準よりも低い値だった研究協力者では，鍼刺激後，運動率の値が基準範囲内に上昇した[18]．

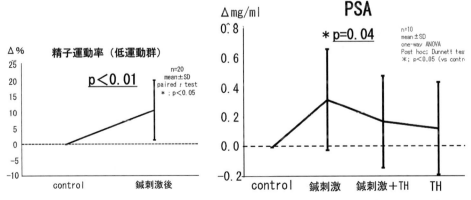

図12 精子運動低運動群の鍼刺激による運動率の増加と PSA 濃度の増加（文献18より）
　　　　TH：タムスロシン塩酸塩（交感神経 $\alpha1$ 受容体遮断薬）の投与

(4) 脱毛症

　脱毛症は，毛包の周期（毛周期）によって休止期脱毛症と成長期脱毛症に分けられる．成長期脱毛症は毛根がなんらかの原因で破壊されて毛の成長に異常を来し，萎縮毛となって脱毛するもので，円形性脱毛症が代表である．休止期脱毛症は，毛周期により自然に抜け落ちる毛よりも病的に異常にたくさん抜け落ちる状態で，男性型脱毛症が代表である．円形脱毛症の発症原因は現在のところ不明だが，成長期毛が十分発育せず毛髪が萎縮して脱毛する．現在のところ，(1) 自己免疫説，(2) 末梢神経異常説，(3) ストレス説，(4) 感染アレルギー説などが挙げられている．自己免疫説はある種の原因で毛球細胞（毛母細胞）の色素細胞中メラトニンが異物視され，これを排除すべきリンパ球（T細胞）が毛母細胞を襲い，その結果，毛球の細胞は破壊され，角化した毛幹だけが残り，成長期毛は抜け落ちてしまうというものである．男性脱毛症は毛母細胞において，テストステロンが変化した 5α ジヒドロテストステロンIIがブドウ糖の代謝を阻害してATP産生を減少させ，その結果，毛髪蛋白質の産生が少なくなり，頭髪の成長が妨げられ，うぶ毛しか形成されなくなり，脱毛症となる．男性型脱毛症は特にテストステロンを還元する酵素の 5α リダクターゼIIを体内に多く持ち合わせているか，活性の高い人においてみられ，多くの場合，家族歴が認められる．

　出端らは22例の円形脱毛症患者（前頭型6例，ほぼ前頭型8例，部分脱毛8例）を対象に鍼灸治療を行ったところ，良好および治癒例が8例あったことを報告している．また，35名の円形脱毛症患者35名に対して，闇三針と接触鍼を組み合わせて治療を行ったところ，「著効」が9名（26%），「有効」が16名（46%），「無効」が10名（29%）だったことの報告もされている[19]．

5) その他の経穴（ツボ）

男性更年期障害

　精神的ストレスによる抑うつ感が強い時には，百会（図13），合谷（図14），太衝（図15）などの押圧を加えると良い．また，精神的に亢ぶっている場合は，神門，大陵（図16）の押圧を加え

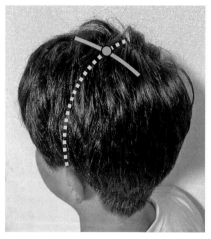

図13　百会（●）

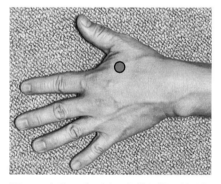

図14　合谷：手の甲の人差し指の付け根の骨の中央の母指側のところ（●）

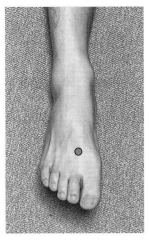

図15 太衝：足の甲の第1
指と第2指がくっつ
く部分の前のところ
（●）

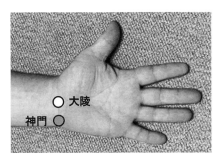

図16 神門（●），大陵：内手首の真ん
中のところ（○）

ると良い（痛みが出ない程度で強めに押圧する）．

　百会は防老穴と同様に，4指（示指から小指）の先端で頭部正中線の百会を含む領域を押圧すると良い（痛みが出ない程度；実線）．合谷は手の甲側から反対の手の母指の先端で押圧する．太衝は母指の先端で押圧する．神門，大陵は反対の手の母指の先端で押圧する．

6) 注意事項

(1) 男性更年期障害

　男性更年期障害では，抑うつ，無気力，不安，不眠，疲労感，いらだちなどの精神的・心理的症状と，ほてり，頭痛，めまい，耳鳴り，肩こり，便秘，勃起障害，精巣萎縮などの身体的症状が起こるが，一つ一つの症状として対応するのではなく，これらの症状がテストステロンをはじめとする男性ホルモンの分泌量の減少によって起こっていることを鑑別する必要がある．よって中高年期に，社会的ストレス状態とともに精神的・心理的症状と身体的症状が同時に複数起こった場合には男性更年期障害の可能性を考えて，男性更年期外来（メンズヘルス外来）を受診して血中テストステロン値等を測定してもらい診断を受ける必要がある．血中テストステロン値の減少がみられて男性更年期障害の診断を受けると，漢方薬やテストステロン補充療法による治療と生活改善が指導されるが，発症には社会的背景，人間関係が大きく影響するために，その部分の改善も重要になる．

(2) 勃起障害

　生活習慣の改善やパートナーの協力も非常に重要となる．日本性機能学会によると，EDは，①器質的ED（陰茎性，神経性，血管性，内分泌性，その他），②機能的ED（心因性，精神病性，その他），③混合性ED（糖尿病，腎不全，泌尿器科疾患，外傷および手術，加齢，その他），④その他のED（薬物，脳幹機能障害など）に分類される[5]．器質的EDに対しては，ツボ刺激だけでは改善しない場合も多いので，ツボ刺激だけを行っても効果が得られない場合は，EDの専門外来等を受診することが望ましい．

（3）男性不妊症（精子無力症）

運動性の高い精子をたくさん作るためには，日常生活では以下のようなことに注意をする必要がある．

①熱を避ける：精子は熱に弱いため，膝の上にノートパソコンを置いて仕事をしたり，熱がこもりやすいブリーフを穿いたりするのをやめる．

②喫煙・飲酒を避ける：喫煙やアルコールも精子の状態に影響するので，極力控えたほうが良い．

③規則正しい生活をする：早寝早起き・栄養バランスのとれた食事・適度な運動によって造精機能が活性化される．不規則な生活が続いたり，過剰にストレスがたまっていたりすると精子の運動性や造精機能に影響を及ぼす．

男性不妊症の原因には，(1)造精機能障害（特発性，精索静脈瘤，染色体・遺伝子異常，薬剤性，停滞精巣，低ゴナドトロピン性性腺機能低下症，その他），(2)性機能障害（勃起障害，射精障害），(3)閉塞性精路障害（原因不明，精巣上体炎後，精管結紮後，鼠経ヘルニア術後，先天性精管欠損，射精管・精嚢の異常，その他），(4)その他，があるが[17]，「造精機能障害」が全体の82.4％を占め，そのうち原因の分からない特発性のものが42.1％，精索静脈瘤が30.2％を占める．不妊症に対しても原因疾患がある場合は，ツボ刺激だけでは改善しない場合も多いので，専門外来を受診し，特発性の場合にツボ刺激を行うのが望ましい．

（4）脱毛症

日常生活では「シャンプーはぬるま湯で」「度数の高いアルコールは飲まない」「刺激的な食物はさせる（トウガラシなど）」「規則正しい生活をする」「怒ったり，いらだったりしない」などを心掛けると良い[18]．

男性における脱毛症には，脂漏性皮膚炎に伴う脱毛症，ムチン沈着性脱毛症，薬剤性脱毛症，膠原病ほか多くの疾患が関わっている．それらの疾患を鑑別するためは以下のような要点が挙げられる．特にD)，E)の場合は専門医との連携が必要となる[19]．

A) 円形の境界明瞭な脱毛で，突発性またはその発症に精神的ストレスなどの要因が考えられる場合は円形脱毛症を疑う．

B) 頭皮の炎症所見やフケが多い場合，脂漏性皮膚炎に伴う脱毛症を疑う．

C) 青年期以降になって頭頂部の頭髪が薄くなったり，前頭部の髪際が上がるような場合は男性型脱毛症を疑う．

D) 抗癌剤やピルを服用している場合は，薬剤性の脱毛症を疑う．

E) 脱毛を発症する基礎疾患を患っている場合は，基礎疾患との関連性を疑う．

（角谷英治）

文献

1) 奥山明彦・編：男性更年期障害　LOH症候群．南山堂，東京，2007：48-55．
2) 医療情報科学研究所・編：病気がみえる　vol.8　腎・泌尿器　第2版．メディックメディア，東京，2016；324-333．
3) Ren Y, Yang X, Zhang Y, Wang Y, Li X：Effects and mechanisms of acupuncture and moxibustion on reproductive endocrine function in male rats with partial androgen deficiency. *Acupunct Med*, 2016,

34：136-143.

4) Wang SJ, Zhu B, Jin ZG：Study on effects of electroacupuncture on the expression of GnRH in the rat at different estrous cycles. *Zhongguo Zhen Jiu*, 2007；27（4）：273-278.

5) 北小路博司：勃起障害．矢野忠・編：図解鍼灸療法技術ガイドⅡ．文光堂，東京，2012；287-295．

6) 河野邦雄，伊藤隆造，堺章：解剖学．医歯薬出版，東京，1999；140-145．

7) 小澤瀞司，福田康一郎・監修：標準生理学　第8版，医学書院，東京，2014；1013-1016．

8) 越智淳三：解剖学アトラス．文光堂，東京，1981；350-359．

9) 齊藤道雄・監修：わかりやすい人体解剖図で知る病気事典．和光堂製本，2014；146-153．

10) 木原和徳：射精を支配する自律神経─射精機能温存手術の基礎．日泌尿会誌，1997；88（5）：511-527.

11) Learmonth JR：Contribution to neurophysiology of urinary bladder in man. *Brain*, 1931；54：147-176.

12) 北小路博司・他：泌尿器系愁訴と鍼灸治療．季刊東洋医学．1998, 4（1）：5-25．

13) 医療情報科学研究所・編集：病気がみえる　vol.9　婦人科・乳腺外科　第3版．メディックメディア，東京，2016；226-243．

14) 日本産科婦人科学会・編集：産婦人科用語集．2013；300.

15) 国立社会保障・人口問題研究所：現代日本の結婚と出産─第15回出生動向基本調査（独身者調査ならびに夫婦調査）報告書─．調査研究報告資料，2017；35：1-452.

16) Comhaire, FH ed.：Male infertility：clinical investigation, cause evaluation and treatment. Chapman & Hall Medical, 1996.

17) 湯村寧：厚生労働省・子ども・子育て支援推進調査研究事業：我が国における男性不妊に対する調査・治療に関する調査研究．平成27年度総括・分担研究報告書.

18) 伊佐治景悠，角谷英治，邵仁哲・他：仙骨部骨膜への鍼刺激による精子運動率の上昇効果─精漿成分を指標とした生化学的検討─．明治国際医療大学誌，2018；18：17-25．

19) 矢野忠・編集；図解鍼灸療法技術ガイドⅡ．文光堂，東京，2012；459-470．

⑨ レディースヘルス

　女性はライフステージにおいて，月経，妊娠，出産，産後，更年期といった性ホルモンの大きな変動を経験することが知られている．性ホルモンの分泌は視床下部-下垂体-卵巣系により制御されるが，ストレスはこれらの系に影響を及ぼし，卵巣周期の乱れや生殖機能の低下を生じ，月経不順や無月経，不妊症や更年期障害などを引き起こす．他に，性ホルモンの変動そのものが身体に影響し，月経前では月経前症候群（premenstual syndrome：PMS）や月経前不快気分障害（premenstual dysphoric disorder：PMDD），更年期では更年期のうつ病，産後ではマタニティブルーズや産後うつ病といった気分障害を呈する．これらの精神的症状の発現には代謝産物の変化，心理社会的要因なども複雑に関与する．また，不妊症においては必ずしも妊娠により終結するとは限らず，治療に長期間を要することもあるため，ストレスが過大となる．このように女性の心や身体の状態は性ホルモン分泌の影響を大きく受ける．したがって，これらの治療にはホルモン療法や抗うつ薬のみならず，心理社会的アプローチや東洋医学の特徴的概念である全人的アプローチが有効であると考えられる．本項では，性ホルモンの変動によって起こる身体的症状および精神的症状に焦点をあてて，東洋医学に基づいたセルフケアを紹介する．

1) レディースヘルスにおける各症状

(1) 月経前症候群と月経前不快気分障害

PMS とは,「月経前3～10日の間続く精神的あるいは身体的症状で,月経初来とともに減退ないし消失するもの」[1]と定義される.PMS の症状には,イライラする,情緒不安定になる,憂うつ,落ち着かないなどの精神的症状や,乳房のはり・痛み,体重増加,むくみ,だるさなどの身体的症状がある.PMS は有経女性の20～50%にみられるが,軽症者も含むと有経女性の80%に及ぶ[2].PMS の重症型で精神症状が顕著なものは特に PMDD と診断され,米国精神医学会の診断基準である『精神疾患の診断・統計マニュアル第5版』に独立した疾患として"抑うつ障害群"のカテゴリーに分類されている[2].PMDD の頻度は5%程度とされ,PMS とは著しい社会機能障害をきたす点で区別される.

(2) 更年期のうつ病

閉経の前後5年間を更年期といい,更年期障害とは「更年期に現れる多種多様な症状のなかで,器質的変化に起因しない症状を更年期症状と呼び,これらの症状のなかで日常生活に支障をきたす病態」[1]と定義される.わが国における更年期障害の有症率に関する明確な統計は不明であるが,更年期女性の約50～80%が更年期症状を訴えるといわれている.更年期障害の症状は多彩であるが,月経の停止やほてり,のぼせ,発汗,易疲労感,睡眠障害などの身体的症状の他,心理的要因の背景としてうつ病が発症すると考えられている[3].

(3) 不妊症

不妊症とは「生殖年齢の男女が妊娠を希望し,ある一定期間,避妊することなく通常の性交を継続的に行っているにもかかわらず,妊娠の成立をみない場合を不妊という.その一定期間については1年というのが一般的である.なお,妊娠のために医学的介入が必要な場合は期間を問わない.」[1]と定義されている.現在,不妊検査や治療を受けたことがある夫婦は5組に1組とも言われ,これらの背景には,難治性不妊であっても妊娠を可能とした生殖補助医療(assisted reproductive technologies:ART)の進歩がある.しかし,ART で出産までにいたる確率は約20%と決して高くはなく,肉体的・精神的ストレスを生じさせ,多くの不妊患者を悩ませている[4].

2) セルフケアの実際

本項では,経穴(ツボ)刺激によるセルフケアを紹介する.

(1) 経穴(ツボ)の探し方

概ね,ツボの場所は定まっているため,まずは適切なツボを探すことである.ツボの場所を探すには,定まった部位を基に圧痛(押して痛いが気持ちが良いところ)や硬結(皮下に硬い索状の筋のようなもの),陥凹(へこんでいる),皮膚の湿り気,皮膚のざらつきといったツボの反応をよく探すとよい.ピンポイントの刺激でなくても,ツボ周囲であればある程度の効果は期待できるため,難しく考える必要はない.

(2) 女性特有の疾患・症状に応用できる代表的な経穴(ツボ)(図1)

三陰交は,生殖器系に関係の深い足の三陰経(肝,脾,腎)の交会穴(2つ以上の経脈が交わるところ.その他の経脈と密接に関係しているため,全身の調整ができるツボ)であることから,様々な婦人科疾患を主治する常用穴として頻用されている.三陰交は内くるぶしの上(指4本分

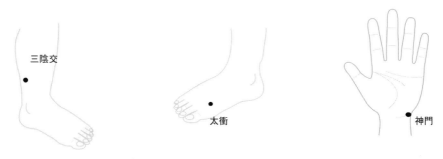

図1　よく用いる経穴（ツボ）

上）で，骨の際にとる．指4本分は自身の手の指を基準とする．最も簡便に刺激できる方法は押圧である．三陰交への押圧では，母指で押圧すると力が分散せずにうまく行うことができる．

(3) 性ホルモンの変動に関連した精神的症状に対する経穴（ツボ）（図1）

太衝（足の母指と示指が交わるところのくぼみ），神門（手のひらを上にして，手首の小指側手前にある骨の出っぱりの少し下のへこみ）を押圧する．太衝・神門は母指で押圧すると力が分散せずにうまく行える．精神的不調が強いときは，ツボの圧痛が強くなる傾向にあるため，優しく丁寧に押圧する．また，症状が起こってから対処するよりも，日頃から定期的にケアをしておくと予防効果にもつながる．

3) セルフケアのポイント

(1) 押圧のポイント（図2，3）

ツボを刺激するには，母指や示指，中指などを用いて圧を垂直にゆっくりかけ，痛みはあるが気持ちがよいくらいの強さを目安に数秒間持続させ，ゆっくりと減圧することを繰り返す．リズミカルに「1，2，3」で息をゆっくりと吐きながら押し，「4，5，6」で息を吸いながらゆっくり力を抜き呼吸とうまく合わせて行うと気持ちがよい．これを5〜10回行うとよい（図2）．また，持続的な押圧刺激を加える方法として，市販されている置き鍼（肌色シールに0.5 mmほどの突起や鍼が固定されているシールタイプの鍼）を貼付する方法もある（図3）．置き鍼の上から押圧刺激を加えるのもよい．なお，置き鍼を使用する場合，貼付の前後で刺入する皮膚部をエタノールで消毒する必要がある．また，皮膚に鍼を刺入しない接触粒タイプを用いてもよく，この場合は消毒の必要はない．

(2) 経穴（ツボ）刺激を行う際の注意点

ツボ療法の頻度や強さ，施行時間は個々の身体の状態に合わせて行うことが重要である．①高熱

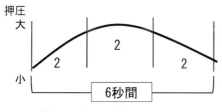

図2　呼吸のリズムと押圧

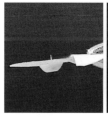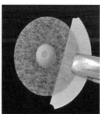

図3　置き鍼

の場合（38℃以上），②じっとしても痛いとき，③極端に空腹あるいは満腹であるとき，④炎症が強いとき，⑤ひどく酔っているとき，⑥妊娠中で腹部の張りが強いとき，などはツボ療法を行わない．

4) セルフケアの効果とメカニズム

(1) 月経に関連した身体的症状に対する置き鍼の効果（図4, 5）

月経に伴う身体的症状（下腹部痛，下腹部の張り，腰痛）に対し，押圧刺激として三陰交への置き鍼を継続して行い，症状を点数化した指数値で評価した．置き鍼は1週間のうち3日間を連続貼付期間とし，その後の4日間は絆創膏によるかぶれを防ぐための休止期間として，毎週繰り返し行った．その結果，徐々にすべての身体的症状は軽減し，トータルの指数値も低下した[5]（図4）．

また，下腹部痛のVAS（100 mmの直線上でまったく痛みのない状態を0 mm，想像しうる最大の痛みを100 mmとして月経期間中に感じた最大の痛みを直線上に示す）と鎮痛剤の服薬量も低下することが明らかとなった[5]（図5）．さらに，この方法においては，神経症傾向が低く，普段から

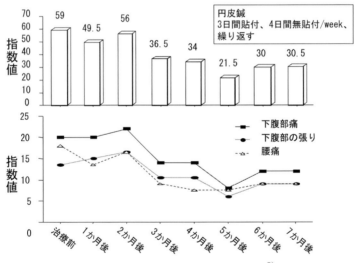

図4　置き鍼による月経に関連した身体的症状の変化[5]

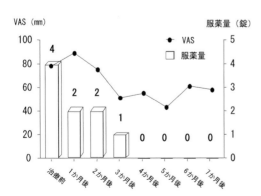

図5　置き鍼による下腹部痛および鎮痛剤の服薬量の変化[5]

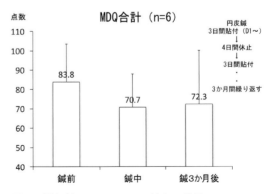

図6　置き鍼によるPMSに対する効果

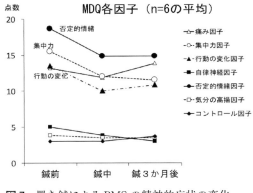

図7　置き鍼による PMS の精神的症状の変化

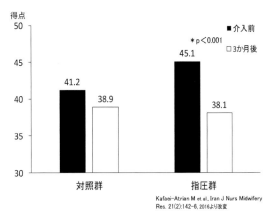

図8　月経に関連した不安症状に対する指圧の効果[8]

月経痛以外の痛みが少ない人でより有効であることも示されている[6].

(2) 月経に関連した精神的症状に対する置き鍼の効果（図6, 7）

　PMS や PMDD による月経前のイライラや情緒不安定，抑うつなどに対する効果が示されている．PMS に対して，上記と同様の方法（三陰交への置き鍼）で 3 か月間，押圧刺激を続けると，月経に伴う全体の症状点数（MDQ：月経周期に伴う心身両面にわたる様々な愁訴の頻度と程度を評価する質問紙表による合計点数）が低下し（図6），特に否定的情緒因子（不安になる，イライラする，憂うつになるなど），集中力因子（判断力がにぶる，集中力が低下する，気が散るなど），行動の変化因子（仕事や勉強の根気がなくなる，出不精になる，家に閉じこもりがちになる）の低下が見られた[7]（図7）．よって，押圧刺激としての三陰交への置き鍼は月経に関連した精神的症状に対しても効果的であることがわかる．

(3) 月経に関連した精神的症状に対する指圧の効果（図8）

　太衝（図1）に自身で指圧し，月経に関連した不安への効果をみた報告がある．不安の評価には State-trait anxiety inventory（STAI）が用いられた．太衝への指圧は，月経開始時にまず 2 分間指圧し，その後 2 分間の休止を 1 クールとして，両側に 2 クール行い，全体で 16 分間，3 月経周期（約 3 か月間）行った．約 3 か月間の指圧後，対照群に比べ指圧群で STAI スコアの低下がみられた[8]（図8）．よって，太衝の指圧は月経に関連した不安などの精神的症状に有効であると考えられる．

(4) 更年期障害におけるのぼせ・ほてり，および精神的症状，睡眠障害に対する指圧の効果（図9）

　更年期障害の女性に両側の神門，三陰交に 1 週間に 3 回，15 分間，4 週間継続して指圧を行った．指圧は突起が装着されたリストバンド式の装具を着用し，それぞれの経穴に刺激が加わるようにした．その結果，4 週間後にはのぼせ・ほてりの回数や程度，夜間の発汗回数の低下とともに，STAI スコアによる Low very（0-20）の人数が増加した[9]（図9）．つまり，不安の軽減がみられた．

　また，更年期障害で起こる睡眠の質に対する指圧の効果も報告されている．睡眠の質は睡眠状態に関する標準化された質問票である Pittsburgh Sleep Quality Index（PSQI）により評価された．指圧は神門，三陰交，風池，印堂に自身の指で睡眠の 1～2 時間前に 10 分間，4 週間実施された．4 週間後，指圧群では対照群およびシャム指圧群（上記の 4 穴から少し離れた非経穴部への指圧）

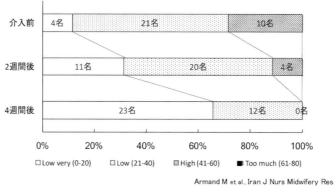

Armand M et al., Iran J Nurs Midwifery Res.
22(3):237-242, 2017より改変

図9　更年期障害に関連した不安症状に対する指圧の効果[9)]

表1　更年期障害に関連した睡眠状態に対する指圧の効果[10)]

	改善率（%）		
	指圧群	シャム指圧群	対照群
睡眠の質	53.2	35.0	5.6
入眠時間	43.0	22.0	3.5
睡眠時間	36.0	17.0	10.0
睡眠効率	37.0	18.0	2.0
睡眠困難	37.1	33.0	-4.5
眠剤の使用	4.0	1.3	-5.0
日中覚醒困難	49.0	9.7	2.0
トータルPSQ1	41.0	17.0	2.0

に比べ，多くの睡眠状態の項目で有意に改善率が増加した[10)]（**表1**）．

(5) 不妊症に関連した精神的症状に対する鍼治療の効果（図10〜13）

　ツボ刺激である鍼治療が女性不妊患者の精神的ストレスに及ぼす影響を調査した報告がある．精神的ストレスは不安・抑うつ・気分変調などを評価できる日本語版 Profile of Mood State（POMS）と不安の評価である STAI により評価された．鍼治療は3か月間，1週間に3回，合計24回精神安定やストレス緩和，補気血（気血を補う），血流増加を目的に**図10**に示す経穴に行った．他に，追加の治療として両側の星状神経節近傍に低反応レベルレーザーを3分間，照射した．鍼治療による POMS の平均素得点の変化を**図11**に示す．「緊張・不安」および，「抑うつ・落ち込み」，「怒り・敵意」，「混乱」，「TMD（総合的気分状態得点）」の素得点は，鍼治療前よりも3か月後に有意に低下した（**図11**，**12**）．また，STAI の「状態不安」，「特性不安」も鍼治療前よりも3か月後に有意に低下した[11)]（**図13**）．

(6) PMS・PMDD の精神的症状に対する治効メカニズム

　PMS・PMDD の不安・うつ症状の機序には不明な点が多いが，症状の発現時期が月経周期に関連していることから，性ホルモンの変動が重要なファクターとなる．分泌されたプロゲステロンは酵素により代謝されてアロプレグナノロン（allopregnanolone：ALLO）となるが，この ALLO 濃

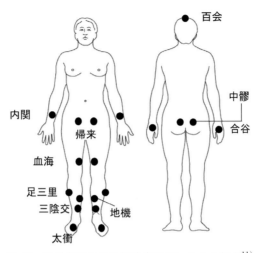

図 10　不妊症における鍼治療で用いられた経穴[11]

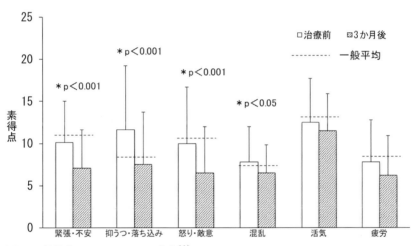

図 11　鍼治療による POMS の変化[11]
　　　横軸に POMS の感情尺度，縦軸に素得点を示す．各感情尺度の点線は一般
　　　平均を示す．

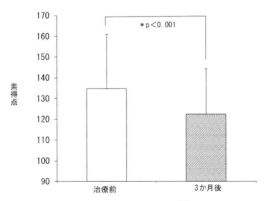

図 12　鍼治療による TMD の変化[11]

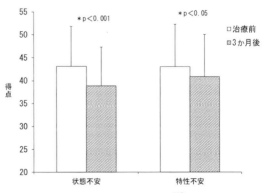

図 13　鍼治療による STAI の変化[11]
　　　状態不安は 31〜41 点，特性不安は 34〜44 点
　　　が標準である．

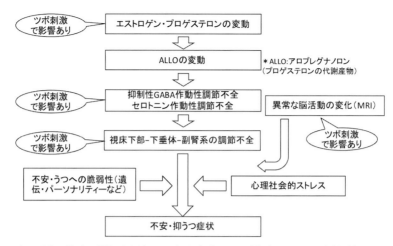

PMSにおける作用機序の詳細はまだ不明であるが、相互に影響しあっている可能性がある。

図14　PMS・PMDD の不安・うつ症状における鍼灸作用機序の可能性

度が PMS・PMDD では対照群に比し黄体期後期で顕著に低下しており，これらが GABA 作動性の神経興奮抑制作用を減弱させ，不安やうつなどの精神的症状が発現する可能性が示唆されている[12]．他に，気分，食欲，覚醒および概日リズムの調節に関与するセロトニンが注目されているが，セロトニンの枯渇は不安や抑うつにつながる．実際に PMS・PMDD ではこのセロトニン伝達系に異常があることが推測されている[12]．

　また，近年では，PMDD の MRI 検査では特定領域における異常な脳活動の変化も捉えられている[13]．このように，様々な要因で精神的症状が発症すると考えられている．そして，このような発症機序にツボ刺激は影響を及ぼしていると考えられる（**図14**）．

　皮膚や筋肉に与えたツボ刺激は Aδ や C 線維を介して中脳水道周囲灰白質を含む中枢神経系に伝わる．セロトニンと関連の深い背側縫線核は中脳水道周囲灰白質からの投射を受けており，また背側縫線核は側坐核にセロトニン神経を投射していることが知られている．よって，ツボ刺激により背側縫線核が興奮，側坐核のセロトニン放出を促進し，セロトニンが増加すると考えられている[14]．他にも，鍼治療はエストロゲンとプロゲステロンの変動を引き起こすこと[15]，視床下部-下垂体-副腎系に影響を及ぼすこと[16]，脳活動の変化をもたらすこと[17] も知られている．よって，PMS・PMDD におけるツボ刺激の作用機序には不明な部分も多いが，おそらく性ホルモンおよび，セロトニン代謝，脳活動への影響など相互に影響し合い，作用するものと思われる（**図14**）．

(7) 更年期における精神的症状に対する治効メカニズム

　更年期における精神的症状は，エストロゲン減少が視床下部-下垂体-卵巣系の機能に変調を来し，同時に心理社会的要因や環境要因が複雑に絡み合い生じる．また，エストロゲンの低下に伴い夜間に頻発するのぼせやほてりなどが不眠の原因になるとも考えられており，慢性的な不眠は気分障害の危険因子にもなる[18]．皮膚や筋に加えたツボ刺激は更年期女性のエストロゲンの増加や卵胞刺激ホルモンの低下を引き起こすことがわかっていることから[19]，ツボ刺激が前記と同様の機序で中枢神経系に伝わり，そこで複合的に影響を及ぼし，精神的症状を緩和させると思われる．

(8) 不妊症における精神的症状に対する治効メカニズム

不妊症の原因は視床下部-下垂体-卵巣系の機能異常の他，器質的要因などが複雑に絡みあっている．不妊症においても，ツボ刺激は上記に示すよう性ホルモンの変動を引き起こし，機能異常を正常化させ，またセロトニン代謝にも影響し，精神的症状に影響を与えると思われる．不妊患者に本物の鍼あるいは，本物と同様に刺入されているようにみえるStreitberger's placebo needles（プラセボ鍼）を用いた比較研究では，血清コルチゾール（ストレスホルモン）を指標にス

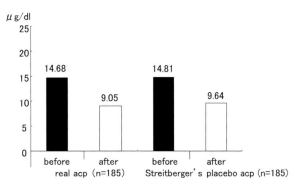

So EW et al. Hum Reprod. 24(2): 341-348,2009より改変

図15　コルチゾールの変化[16]

トレスの変化を観察している．その結果，本物の鍼，プラセボ鍼の両者とも，治療後に血清コルチゾールは低下すると示されている[16]（**図15**）．Streitberger's placebo needles は，鍼は皮内に刺入はされていないが皮膚表面には接触されており，本物の鍼のような感覚を感じることができる鍼として比較研究に用いられている．この研究ではプラセボ鍼でもコルチゾールの低下がみられたことから，必ずしもツボに刺入を行わなくても，皮膚表面を刺激するような軽度のツボ刺激でもストレスを低下させることができるといえるだろう．よって，不妊におけるツボ刺激は視床下部-下垂体-副腎系（HPA系）に影響し，精神的症状を緩和させると考えられる．

5) その他の経穴（ツボ）

前記した報告で用いられたツボを示す（**図16**）．反応がある各ツボに指圧を行うとよい．

6) 注意事項

PMD および PMDD では，症状の出現時期と月経周期との関連がみられることが重要である．一方，継続して症状が認められる場合や月経周期と症状の発現が曖昧なときは，うつ病などの精神疾患や甲状腺機能障害などが考えられるため注意が必要である．また，更年期障害・不妊に伴う抑うつ症状についても，「憂うつ，沈んだ気分がほとんど毎日，2週間以上続いている」，「ほとんど

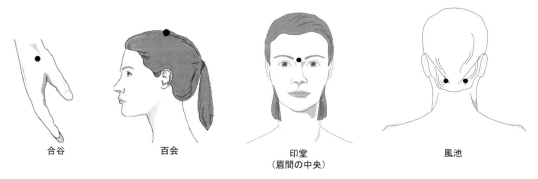

合谷　　　　　百会　　　　　　　印堂　　　　　　　風池
　　　　　　　　　　　　　　　（眉間の中央）

図16　その他の経穴

すべての活動で興味や喜びの喪失が2週間以上続いている」などのうつ病の診断基準を満たす場合は，専門医への相談が必要である．

（田口玲奈）

文献

1) 公益社団法人日本産科婦人科学会．産科婦人科用語集・用語解説集．改訂第4版．公益社団法人日本産科婦人科学会事務局．2018.
2) 山田和男：月経前不快気分障害（PMDD）エビデンスとエクスペリエンス．星和書店．東京．2017.
3) 宮岡佳子：女性更年期障害とHRT．日本抗加齢医学会雑誌．2010；6：823-6.
4) 不妊症Q&A．一般社団法人日本生殖医学会．2013.
5) 田口玲奈，吉元　授，北小路博司：機能性月経困難症に対する鍼治療の効果について—2症例における検討—．思春期学．2006；24（2）：400-6.
6) 吉元　授，田口玲奈，今井賢治・他：月経痛に対する鍼治療の効果—円皮鍼を用いた検討—．全日本鍼灸学会雑誌．2009；59（4）：406-15.
7) 田口玲奈：PMS（月経前症候群）　PMSに対する鍼灸治療の効果．日本東洋医学雑誌．2018；69巻別冊：178.
8) Kafaei-Atrian M, Mirgagher-Ajorpaz N, Sarvieh M, et al.：The effect of acupressure at third liver point on the anxiety level in patients with primary dysmenorrhea. *Iran J Nurs Midwifery Res.* 2016；21（2）：142-6.
9) Armand M, Ozgoli G, Giti RH, et al.：Effect of acupressure on early complications of menopause in women referring to selected health care centers. *Iran J Nurs Midwifery Res.* 2017；22（3）：237-42.
10) Abedian Z, Eskandari L, Abdi H, et al.：The effect of acupressure on sleep quality in menopausal women：a ranadomized control trial. *Iran J Med Sci.* 2015；40（4）：328-34.
11) 田口玲奈：不妊女性の精神的ストレスに対する鍼治療の有用性．女性心身医学．2016；20（3）：302-7.
12) 甲村弘子：PMS/PMDDの病態生理．産科と婦人科．2016；83（12）：1395-1400.
13) Petersen N, Ghahremani DG, Rapkin AJ, et al.：Brain activation during emotion regulation in women with premenstrual dysphoric disorder. *Psychol Med.* 2018；48（11）：1795-802.
14) 伊藤和憲，齊藤真吾，佐原俊作・他：神経内科診療における鍼灸活用の可能性を探る　神経科学を背景とした医療技術として鍼灸を捉える　鍼灸の作用機序から神経内科領域の可能性を探る．臨床神経学．2012；52（11）：1294-6.
15) Stener-Victorin E, Waldenström U, Tägnfors U, et al.：Effects of electro-acupuncture on anovulation in women with polycystic ovary syndrome. *Acta Obstet Gynecol Scand.* 2000；79（3）：180-8.
16) So EW, Ng EH, Wong YY, et al.：A randomized double blind comparison of real and placebo acupuncture in IVF treatment. *Hum Reprod.* 2009；24（2）：341-8.
17) Cai RL, Shen GM, Wang H, et al.：Brain functional connectivity network studies of acupuncture：a systematic review on resting-state fMRI. *J Integr Med.* 2018；16（1）：26-33.
18) 寺内公一：更年期女性における不眠の実態と他症状との関連．産科と婦人科．2017；84（8）：962-7.
19) Zhou J, Qu F, Sang X, et al.：Acupuncture and auricular acupressure in relieving menopausal hot flashes of bilaterally ovariectomized chinese women：a randomized controlled trial. *Evid Based Complement Alternat Med.* 2011；ID 713274.

10 美　容

　ストレスは美容にとって大敵である．それは，日常多くの女性が経験している紛れもない事実である．ストレスにより，自律神経やホルモンバランスが崩れ，肌荒れ，乾燥肌，ニキビ・吹き出物，肌のハリの低下が起こる．また，ストレスは，身心にも影響し，月経障害，胃腸障害，アトピー性皮膚炎，頭痛，肩こりなどの身体症状や，イライラ感，不安，うつなどの精神症状も起こりやすくなる．

　また，ストレスを感じると脳はコルチゾールを出すが，このホルモンが過剰に分泌されると，免疫が低下するだけでなく，不妊などを引き起こすこともある．また，表皮には外的刺激から肌を守るランゲルハンス細胞という免疫細胞があるが，ストレスを受けると減少するという報告もされている．ランゲルハンス細胞の減少により，紫外線などの環境ストレスの影響を受けやすくなり，シミやシワなど，肌の老化につながりやすくなる．皮膚の免疫力が下がることで，アトピー性皮膚炎を起こす場合もある．

　美容とは，広義では，「顔，身体，肌，髪などを美しく整えること」であるが，狭義では，「美しい顔かたち，顔貌に整える」ことに用いられている．東洋医学では，"健美"といって，身心の健康が美の基本と考えている．しかしながら，近年，米国よりの逆輸入という形で，美顔鍼が流行し，顔面の美しさに限って用いられていることも多くなった．そこで，本項では，"顔面部"の美容効果を中心とした"セルフケア"および健康美のためのストレス改善のセルフケアについて述べる．

1）美容とストレスケア

　ストレスが美容に大敵であるという理由のひとつに，ストレスにより交感神経の緊張などがおこり，自律神経のバランスが崩れ，血流が不良となることがあげられる．

　ストレスなどに起因する顔面部の血行不良による影響を考えてみると，まず，赤みが減少し，顔色が悪くなる．肌のつやや透明感が減少し，くすむようになる．眼周辺の血行不良により，目の下の皮膚の毛細血管の青みにより，眼下にクマとなって現れる．また，メラニン量の増加や沈着が起こり易くなり，しみが起こり易くなる．さらに，皮膚のバリア機能が低下し，肌あれ（乾燥肌）が起こり易くなる．血管から滲み出た水分の回収がスムーズに行われなくなり，細胞間に水分がたまり易くなり，浮腫むようになる．皮膚の弾力も低下する．このように，顔面部の血行不良は，美容に様々な悪影響を及ぼす．逆に，血流を良好に保っておくことにより，このようなことは，起こり難くなるのではないかと考えられる（**図1**）．

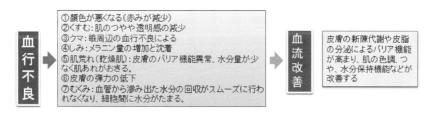

図1　顔面部の血流改善による美容効果

筆者らの研究[1,2]により，顔面部へのツボ刺激と
耳介部のツボ刺激が顔面血流を改善する可能性を示
したが，ここでは，顔面部のツボ刺激と耳ツボ刺激
によるセルフケアについて紹介する．

2) セルフケアの実際

(1) 顔面部へのツボ刺激

顔面部には多くのツボがあるが，セルフケアに効
果的で，行い易い３つのツボを紹介する．

まず，眼輪筋部にあり，眼部周囲の血流を改善
し，目をぱっちりさせる効果が期待できる「攅竹
（さんちく）」（**図2**）が眉頭の内側の骨のくぼみに
ある．押してみて，痛いけど気持ち良いところがツ
ボとなる．中指または，母指の先の腹側で押してい
く．呼吸を使って押していくと効果が高まる．呼吸
の中枢と情動の中枢が隣り合わせにあるとされるこ
とから，ストレスをより解消しやすいからである．

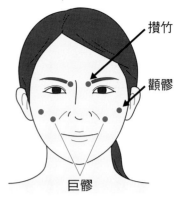

図2　顔面部のツボの部位
攅竹：眉頭の内側の骨のくぼみにある
巨髎：まっすぐ前を見て瞳の中央から
おろした線と，小鼻の下の線とが交わ
るところ
顴髎：目尻から下に下ろした線と頬骨
が交わるところ

ツボは，息を吸って，吐きながらゆっくり押していく．そして，息を吸いながら，ゆっくり，戻
していく．これを３回ほど行う．「攅竹」は“眼の疲れ”や“ストレス”などにも効果がある．

次に，ほうれい線の改善（薄く）が期待できる「巨髎（こりょう）」（**図2**）がある．ツボの位置
は，まっすぐ前を見て瞳の中央からおろした線と，小鼻の下の線とが交わるところにある．ツボを
下から筋肉を引き上げるように押していくと，効果が高まる．その際ほうれい線をやや開くように
して押していくのがポイントである．中指か母指の先の腹の部分で押していく．これも息を吸っ
て，息を吐きながら押していく．このツボは，頬のたるみを改善させ，リフトアップにも効果的で
ある．

さらに，むくみ，たるみを改善して，リフトアップ，小顔になるツボに「顴髎（けんりょう）」
がある（**図2**）．ツボの部位は，目尻から下に下ろした線と頬骨が交わるところにある．ここもツ
ボを下から筋肉を引き上げるように押していく．母指の先の腹の部分で押していく．息を吸って，
口から息を吐きながら押していく．

(2) 耳ツボ刺激によるセルフケア

顔面部の血流改善効果[3]のある，耳ツボに対するセルフケアの方法を紹介する．耳介部の刺激は，
脳血流を最も高めるツボでもあり，脳に働きかけて，ストレスも同時に解消されると考えられる．
方法はまず始めに，耳介部全体を母指と示指を用いて，耳介全体を軽くマッサージする．あくま
で，耳ツボ刺激を行う前の前揉捏であるので，強く揉んだり，刺激が多くならないように注意す
る．

耳介部には多くのツボがあるが，顔面血流を改善し，ストレスの緩和にも有効な，耳介部にある
２つのツボ「神門」と「眼（顔面）」の位置を示す（**図3**）．耳ツボの中では，比較的分かりやすい
位置にあり，セルフケアで押しやすい．

①**神門の部位**（図3）：耳介上部の三角形のくぼみの下方三分の一の部位が神門の位置となる．

示指の指腹先端で円を描くように押すと良い．また，綿棒などを用いても良い．

②眼（顔面）の部位（図3）：耳朶の中央部にあり，分かりやすい．

(3) ダイエット（食欲抑制）

食欲を抑えるとされる，ツボに対するセルフケア（自己指圧）の具体的な方法を述べる．ダイエットに有効とされる，耳部にある5つのツボ「神門」，「肺」，「胃」，「噴門」，「内分泌」を示す（図3）．

「噴門」は，食欲が抑えられると言われているツボの1つである．耳の上から耳輪脚に沿って（内側に）辿っていくと，終点が「胃」にあたるが，終点とやや手前の下にある．母指の腹の先を使って，下から上方向に押す．気持ちの良いと感じる強さで，片耳ずつ行う．このツボも，息を吸って吐きながらゆっくり押していく．ツボ押し前に耳全体を軽くマッサージしておくと効果的である．

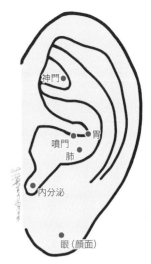

神門：神経の安定，ストレスを抑える，鎮痛効果
胃・噴門：胃の感覚を正常にして働きを活発にする，消化力を高める
内分泌：ホルモンなどの内分泌系の乱れを正常にする
肺：満腹中枢を刺激して食べ過ぎを防ぐ

図3　耳介部のツボの部位と効果

3) セルフケアのポイント

顔面部のツボや耳ツボに対する自己指圧やマッサージの効果は，即効的に，顔面部の血流を増加させ，耳介部に分布する神経系を通じて，効果は全身に及ぶ．効果的なセルフケアによるツボ押しのポイントは，図4に示すように3つある．まず，押す面に対して，垂直に押すことが第1の原則，第2に，力は持続的（徐々）に入れること，急に押さないことである．力の程度は，ハンコを押す強さが適当である．第3の原則は，気持ちを押しているツボに集中させることである．ツボの押し方とポイントは，図5に示す．セルフケアを行う時間については，いつでもよく，朝起きて顔を洗う際，日中では仕事の合間，入浴中などリラックスしている時などが良い．耳ツボによるダイエット効果を期待する場合は，食事の30分くらい前に刺激を行う．

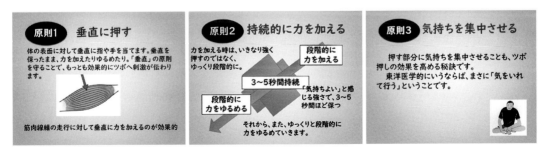

図4　効果的なセルフケアによるツボ押しのポイント

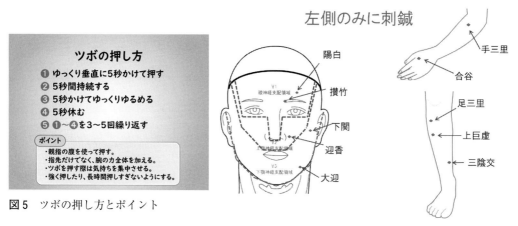

図5　ツボの押し方とポイント

図6　刺激を行った部位（経穴）

4)　セルフケアの効果とメカニズム

　ツボ刺激による美容効果についての研究は，鍼刺激による研究が最近行われるようになったばかりである[1-7]．

(1)　顔面部のツボ刺激が顔面部血流に与える効果とメカニズム

　顔面部の刺激が顔面部血流へ与える効果については，筆者らが行った研究がある[1]．研究の参加者は，健常成人男女で，①顔面部のみ刺鍼，②顔面部＋上下肢部に刺鍼，③無刺激の3群で比較試験を行い，測定はレーザースペックル画像化測定装置を用い，ツボ刺激はすべて左側のみに行っている（図6）．刺激部位は，陽白，攅竹，下関，迎香，大迎である．手部は手三里と合谷，足部は，足三里，上巨虚，三陰交に刺激を行い，前額部・眉間部・頬部・鼻尖部・頤部の血流を測定した．

　その結果が図7である．実線が顔面部のみ群，点線が顔面部と上下肢に刺鍼した群，破線が無刺激群で，顔面部のみ刺鍼した群が最も変化が大きく，無刺激群は変化がみられないという結果である．

　ツボ刺激が，顔面部の血流に与えたメカニズムについては，刺激部位周辺の血流の増加は，軸索反射により，神経の末端から，血管拡張物質が出ることにより，血管が拡張し，血流が増加したと考えられるが[8]，鍼刺激を行っていない反対側の血流も増加がみられる．これは，中枢を介する体性-自律神経反射により，血管を拡張させ血流が改善したと考えられる[8]．

　さらに，顔面部のツボ刺激で顔面筋に影響を及ぼす機序として，セロトニンが関与する可能性がある．セロトニンは心を落ち着け，リラックスさせる効果と共に抗重力筋の働きを良くするとの報告がある．また，鍼刺激で脳内セロトニンが増加するとの報告もある．このことから顔面部への刺激で表情も明るくなり，表情筋の作用も合わさって，リフトアップ効果や小顔効果が表れるものと考えている．

(2)　耳介部のツボ刺激が顔面部血流に与える効果とメカニズム

　耳ツボ刺激が顔面部の血流へ与える効果[2]の研究の参加者は，健康成人男女10人で，「神門」と「眼」に粒鍼（図8：刺さない接触鍼）で，15分間，耳ツボ刺激を行う①耳鍼群と，耳鍼を行わない②無刺激対照群を設定し，クロスオーバー試験を行った．

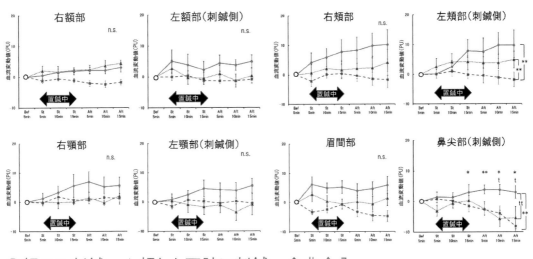

●顔のみ刺鍼　▲顔と上下肢に刺鍼　◆非介入

*, †, ‡　$P < 0.05$　　**, ††, ‡‡　$P < 0.01$

測定結果の一例

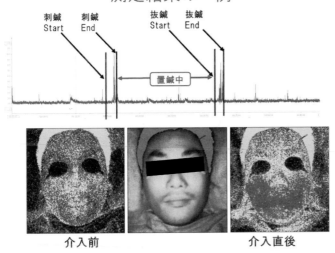

図7　顔面部刺激による血流への影響

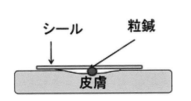

図8　顔面部刺激による血流への影響

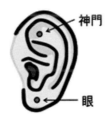

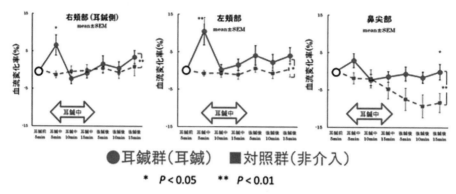

●耳鍼群（耳鍼）　■対照群（非介入）

*　P < 0.05　　**　P < 0.01

図9　耳鍼群と無刺激対照群の血流の変化

　その測定結果が**図9**である．耳ツボ刺激群では耳粒鍼の貼付により血流が上昇した後に下降し，ほぼ介入前の値まで戻る．その後，置鍼中の15分間で徐々に上昇し，抜鍼後15分間も介入前より高い血流値を保っていた．一方の対照群は，頬部は変化なく，鼻尖部は時間経過にともない下降した．頬部と鼻尖部ともに群間有意差を認め，耳鍼により顔面部の血流が変化することが明らかとなった．

（3）耳ツボ療法とは？

　耳介上の一定部位（耳穴）に刺鍼して治療する方法，ノジェ（P. Nogier, 1908-1996）の発見に基づくと言われている．耳介上に子宮内の胎児の位置を想定して，頭部は耳垂，体幹部は中央部，臀部下肢は対輪付近に定めている．病変のある時は耳介上に反応（圧痛，色素沈着，電気抵抗の低下など）が現れるため，刺激点となる．「身体の各部位と各内臓は耳介上に相関点がある，病変のある時，相関点に適切な刺激を加えれば，相関部位の体表や内臓に治療的に影響する」というノジェの提唱後，中国では，独自の研究が進み，ノジェとは異なる耳ツボ療法が誕生し，その後急速に発展した．近年，ダイエットなど美容にも応用されるようになった．

　耳ツボ療法は，調子が悪いと感じる部位の名前がついている耳ツボ（領域）を刺激するのが基本となる．例えば，ダイエット効果を期待して耳ツボ刺激を行う場合，消化器官にかかわる区域を刺激して食欲を抑制し，気持ちを安定させる神門を刺激してイライラ感からくる食べ過ぎを抑えることでダイエット効果が期待できるというものである．

　ではなぜ耳ツボ刺激が美容にも効果的かというと，それには耳介部に，分布している多くの複雑な神経支配[10]が関係していると考えられる（**図10**）．

　顔面神経・舌咽神経・迷走神経の3つの神経は，顔の表情筋（頬のリフトアップとも関連する），味覚・知覚（食欲のコントロール），内臓（代謝の活性）の運動に関わっている．例えば「肺」には食欲抑制，満腹感の形成効果があるとされるが，この周辺（耳甲介）は迷走神経に作用する部位である．この迷走神経を刺激して視床下部にある満腹中枢，摂食中枢に働きかけようとするのが耳ツボ刺激によるダイエットのメカニズムと考えられる．このように小さく狭い耳介部に，神経が複雑に分布することにより，様々な効果を示す可能性があるものと考える．

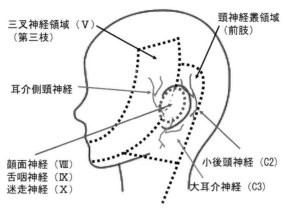

耳つぼ刺激は、なぜ効果的なのか？
－複雑な神経支配による－

図10　耳介部の複雑な神経支配[10]

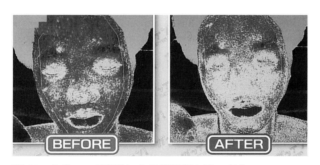

図11　合谷のツボ刺激による顔面部血流の変化

5）その他の経穴（ツボ）

(1) 合谷：ストレス緩和や美容効果が高い

　合谷は，古来より「面目は合谷に求む」と言われるように，顔面部の様々な症状に使われる．筆者らが行った，合谷刺激による顔面部血流の変化（**図11**）を示すが，顔面部と離れた手のツボ刺激で，即効的に顔面血流を改善する．また，「万能のツボ」ともいわれ，肩や首の凝り，手や指の疲労や痛み，目の疲れ，頭痛，下の歯の痛み，鼻づまり，便秘などの症状にも用いられる．さらに，メンタル面でも，ストレスや神経過敏，集中力がない，気分の落ち込み，イライラ，やる気が起きないなどの症状がある時に刺激すると，症状が緩和される．実際に，セルフケアにより合谷を刺激して脳血流をMRIで測定したところ直後に脳血流の改善が見られた（**図12**）．

(2) 三陰交・足三里・太衝

　三陰交は，生理痛など女性の様々な症状を緩和する．足三里は胃腸症状，太衝はイライラ感などの精神症状に用いられる．

刺激前　　　**刺激後**

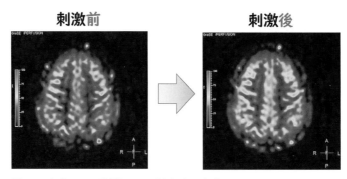

図12　合谷のツボ刺激による脳血流の変化

(協力：埼玉医科大学　東洋医学科)

6) 注意事項

　最後に，セルフケアを行うにあたっての注意点を示す．①～⑥は，ツボ押しをしない方がよい場合である．

　①急性の病気で症状が強い場合，②熱がある場合，③出血性の病気を持っている場合，④皮膚に異常がある部位，⑤怪我が治っていない部位，⑥炎症が起きている部位．

　⑦アトピー性皮膚炎・・・炎症のある部位は行わない．

　⑧接触性皮膚炎・・・刺激で反応が起こる場合は，セルフケアを控える．

　⑨粒鍼によるセルフケア・・・金属アレルギーがある場合は使用しない．

　⑩基礎疾患（膠原病・糖尿病・甲状腺疾患など）がある場合は，専門医と連携して行う．

（安野富美子）

文献

1) 山崎さつき，安野富美子，古賀義久，坂井友実：顔面部血流に与える鍼刺激の影響について．全日本鍼灸学会雑誌．2018；68（2）：104-12.
2) 山崎さつき，安野富美子，古賀義久，坂井友実：耳鍼が顔面部の血流に与える影響について．全日本鍼灸学会雑誌．2018；68（4）：265-73.
3) 内田さえ，谷口博志，伊藤芳恵，鍵谷方子：耳介の鍼刺激で誘発される血圧非依存性の大脳新皮質血流増加反応．基礎老化研究，2019；43：2,87.
4) 上坂梨沙・他：鍼施術および鍼施術と芳香浴との併用が乾燥肌に与える効果─角質水分量および水分蒸散量を指標として─，日本未病システム学会雑誌，2012；18（3）：17-24.
5) 佐藤万代・他：肌状態に対する鍼治療と指圧療法の美容効果の調査─主観的・客観的評価による検証─，全日本鍼灸学会雑誌，2012；62（2）：157-167.
6) 山崎翼，矢野忠・他．皮膚状態に及ぼす鍼の効果─客観的評価と主観的評価による検証．現代鍼灸学．2014；14：49-59.
7) 山崎翼．美容を目的とした顔面部鍼施術が皮膚形状に与える効果─ランダム比較試験による検討─．第65回全日本鍼灸学会学術大会．2016年6月．
8) 鈴木郁子・編著．やさしい自律神経生理学─命を支える仕組み．中外医学社，2015.
9) 安野富美子・監修：足から元気をつくる本，健康ライブラリー．講談社，2002，p38-39.
10) 王暁明：耳穴臨床解剖マップ．医歯薬出版，2014，p11.

11 高齢者（免疫力強化等）

　ストレスは，視床下部-下垂体-副腎皮質（HPA）系や自律神経系などを通して，免疫系に影響する．加齢も免疫力に影響するファクターの一つである．免疫老化では獲得免疫応答能が低下し，免疫応答に伴う炎症性素因と自己免疫リスクが増大する．それによって免疫応答が低下する一方で慢性炎症や自己免疫応答が亢進するという二面性の免疫反応が見られる．ストレスは，免疫バランスを保ちながら宿主を防御するので炎症誘発性あるいは抗炎症性のメディエーターを誘発させる．免疫老化にストレスが加わると高齢者の身体状況は良くない方向へと進展しやすくなる[1]．そのため，高齢者にはストレス対策とともに，加齢によって引き起こされる免疫力の低下を強化する健康づくりが必要になる．

1）高齢者の免疫力強化について

（1）65歳以上高齢者の状況とセンテナリアンの特徴

　65歳以上高齢者人口は令和元年に過去最多の3,588万人となった．『平成30年版高齢社会白書』には，65歳以上の介護保健制度における要介護または要支援の認定を受けた要介護者等の人数が増加していることや，介護が必要となった主な原因が「認知症」（18.7%），「脳血管障害」（15.1%），「高齢による衰弱」（13.8%），「骨折・転倒」（12.5%）であることなどが報告されている．

　百歳以上の者を「センテナリアン」，「百寿者」といい，日本では昭和38（1963）年に153人，昭和56（1981）年に1千人超，平成10（1998）年に1万人超，平成24（2012）年に5万人超，令和元（2019）年に71,238人と増加している．その約80%には要介護，認知症，寝たきりなどの機能低下があり，介助を必要としている．自立しているセンテナリアンは栄養状態が良く，炎症反応が低い特徴を有し，105歳以上の超百寿者，さらには110歳以上のスーパーセンテナリアンになる確率が高い．センテナリアンの身体的な特徴は**表1**のように報告されている[2,3]．

　一方，フレイルは「加齢に伴う症候群の多臓器にわたる生理的機能低下や恒常性低下，身体活動性，健康状態を維持するためのエネルギー予備能の欠乏を基盤として，種々のストレスに対して身体機能障害や健康障害を起こしやすい状態」のこと[9]で，介護が必要となった主な原因の「高齢による衰弱」に該当する．その評価には，骨格筋量・筋力が極端に低下して，要介護状態にいたる重要な要因として考えられているサルコペニアに関する内容が含まれる．「女性の機能は男性に比較して低い」は筋量・筋力が関連していると考えられる．低栄養はフレイルの概念に極めて重要で，

表1　センテナリアンの特徴

- フレイル（虚弱）が余命に関係する．
- 男女比は1体7で女性が多いが，女性の機能は男性に比較して低い
- 一般に低栄養であり栄養状態が機能と関連する
- 加齢に伴い炎症反応が亢進する
- アディポカインの組み合わせが百歳以降の余命に関与する
- 慢性疾患の病歴をもっているが，糖尿病・動脈硬化の頻度は少ない

フレイル・サルコペニアへの介入効果は栄養補給とレジスタンス運動のそれぞれ単独よりも併用が重要だとされている．レジスタンス運動は筋量の維持・増強を目的とするもので，身体エネルギーの貯蔵組織である筋は身体の栄養状態との関係性が強い．

　慢性炎症は動脈硬化，糖尿病，がん，アルツハイマー病などの加齢関連疾患の基礎病態として注目されている[4]．炎症指標は ADL，認知機能と有意に関連し，脂肪細胞から分泌されるアディポネクチンは抗炎症・抗動脈硬化・抗糖尿病作用を示し，センテナリアンは血性アディポネクチン濃度が高い．このことからアディポネクチンが糖・脂質代謝に重要な働きを持つ可能性が示されている[5]．百寿者の病歴では，糖尿病の有病率が一般の高齢者に比較して顕著に低く，動脈硬化・高血圧の有病率も低い．これも慢性炎症反応が抑制されているためと考えられる．また，炎症は筋肉量減少，栄養状態低下，血液が凝固しなくなるなどの老化に伴う症状を起こす[3]ことから，フレイルの要因でもある．

(2) 高齢者に必要なこと

　センテナリアンの特徴から考えられる高齢者に必要なこととして，①抗炎症，②筋の維持，③エネルギー源となる栄養があげられる．加齢による炎症誘導は①免疫細胞の内在的な機能異常（免疫老化），②加齢に伴う組織微小環境の変化，③神経系，内分泌系，代謝系などにおける全身的な変化，④マクロファージサブタイプやその由来の変化，栄養素，腸内細菌叢など，多様な要因の寄与が考えられている．抗炎症の大きな要因は免疫機能にあると考えられ，センテナリアンの免疫機能低下による敗血症は致死的な病態と結びつきやすい．したがって，高齢者に必要な抗炎症は，症状や疾患を発症させない免疫力ともいえる．高齢者にはこのような理論背景を踏まえた免疫力アップの取り組みが重要である．

2) セルフケアの実際

(1) 足三里に対する押圧刺激，電気刺激，触覚 or 光刺激

　足三里は下腿の前面に位置する（**図1**左，右足）．犢鼻の下方，必ず前脛骨筋上に取穴しなければならない．前脛骨筋は足関節を内返ししつつ背屈するときに硬くなる筋肉である（**図1**左，左足）．その外側には長趾伸筋があり，足関節を内反背屈するときに足趾の背屈を伴うと前脛骨筋の幅を見誤るため，足趾を背屈しないように足関節のみを内反背屈させて前脛骨筋を把握する．

　押圧刺激（**図1**右上）には，示指と中指もしくは母指を使い1回1秒の押圧を5回行って2秒休息するサイクルを3分間繰り返す[6]．各押圧の深さは1～1.5 cm，力は約3～5 kgの範囲を目安とし，左右同時に実施する．痛み，膨満感，熱感が生じていれば，その部位で指圧を継続し，生じない場合は痛み，膨満感または熱感が起こる場所・方向へ押圧部位を調整する．

　電気刺激には家庭用の低周波治療器を用いる（**図1**右下）．どのような機種を使用してもかまわない．電極パットは足三里と条口に設置する．基本的に極性は考慮しなくて良い．条口の外方で前脛骨筋の外側縁には豊隆があり，条口の下1寸（犢鼻から7/16）には下巨虚がある（**図1**左）．家庭用低周波治療器の電極パットを条口に使用すると，大きさ的に豊隆，下巨虚も同時に刺激している状態となる．

　触覚刺激には皮膚考学研究所（http://hifulabo.com/）製の微細突起皮膚刺激ツールであるソフトピソマ，ハペパッチを使用する（**図2**，左）．ソフトピソマは先端径 0.035 mm，高さ 0.15 mm の円柱型の突起が 0.07 mm 間隔で並ぶ直径4 mm のエラストマー製プレートであり，ハペパッチ

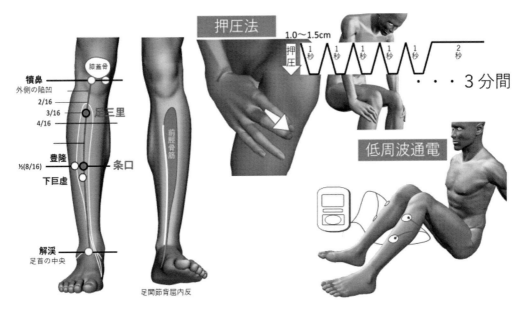

図1 足三里の位置，押圧法，低周波通電

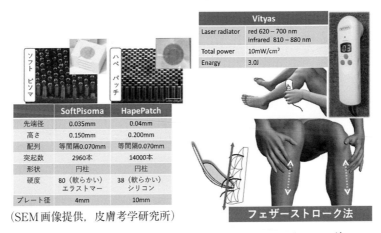

図2 微細突起触覚刺激ツール，光照射機器，フェザーストローク法

は先端径 0.04 mm，高さ 0.200 mm の円柱型の突起が 0.07 mm 間隔で並ぶ直径 10 mm のシリコン製プレートである．どちらも触覚刺激のためのツールではあるが，機械的刺激として強度はプレートの直径が小さくても突起高が低く，素材が硬いソフトピソマが強く，触覚刺激としての強度はハペパッチが強い．これらは足三里に貼り付けて使用する．

　光刺激には Low Level Laser/Light/LED Therapy（以下 LLLT）あるいは cold laser として販売されている照射機器を使用する（**図2**，右上）．研究報告や販売されている機器は 600 nm 台と 800 あるいは 900 nm 台の波長が多い．図は可視光 620-700 nm と近赤外光 810-880 nm を照射する Vityas（Republic's Unitary Production Enterprise）である．

(2) その他

その他の触覚刺激として，大師流（小児鍼を得意とする流派）のフェザータッチ法を用いる（**図2，右下**）．大師流小児鍼では「空振り」を重視しており，体毛を撫でる程度の刺激，あるいは羽毛でなでるような刺激を示指もしくは中指で皮膚には触れずに体毛のみを動かす意識をもって行う．動かす幅は下肢長によって適宜調整し，およそ足三里〜下巨虚までのライン上を1秒間に2往復する速度で3〜5分間繰り返す．

3) セルフケアのポイント

- ●足三里は，先に説明した方法を厳守する．
- ●押圧は食前もしくは食後に実施し，接触刺激・光刺激は運動後に実施する．電気刺激はどちらにも使用できる．
- ●刺激の強度は気持ちよい快刺激となることを目安とする．

生物が薬剤に抵抗性をもつと効かなくなる，あるいは効きにくくなる現象を「薬物耐性」，「薬剤耐性」という．体表に対する刺激も繰り返しにより，耐性が生じるといわれている．指圧で，同じ感覚を得るのに荷重が増していると考えられるときや体感が減少しているときには，刺激の種類を変更する．

4) セルフケアの効果とメカニズム

(1) 足三里の効果

松尾芭蕉が「奥の細道」で「もゝ引きの破をつゞり 笠の緒付かへて 三里に灸すゆるより松島の月」と詠んでいるように，足三里は古くから疲労予防と回復が示唆されている経穴である．現代では多数の研究で数多くの効果が報告され，幅広い適応が考えられている．作用機序は多岐にわたり，複雑に関わりあっている．報告されている文献によると，主に免疫力向上，抗炎症，消化・循環器系およびエネルギー代謝への作用，脳機能への好影響が期待できる．

LAI Fang らは酸化ストレスや炎症の軽減，微小循環障害の改善，ドーパミン媒介性免疫バランスの維持によって心臓，肺，腎臓，肝臓，消化管，免疫系における敗血症によって引き起こされる障害が軽減されたこと[7]を報告し，ZHU Mei-fei らも足三里刺激による敗血症における腸粘膜免疫バリアの改善[8]を報告している．その他の免疫および抗炎症作用としては，肺の炎症や免疫応答に関するプロセスネットワークへの作用，免疫および代謝に関与するプロセスへの作用，肺機能改善と抗炎症効果，炎症反応制限を介した重度の熱障害外誘発性急性肺損傷に対する保護効果，迷走活性化誘導による全身性炎症の制御効果，迷走神経活動を介する抗炎症反応誘導，LPS 誘発炎症性サイトカイン産生を有意に減少させるなどの抗炎症効果などが報告されている．

消化器系では，機能性消化不良患者の胃運動障害の改善，慢性便秘者の腸活動増加，慢性萎縮性胃炎治療への有用性，小腸運動性の向上と小腸運動に関連するホルモン分泌の調節作用が報告され，循環器系では圧反射機能・血行力学パラメータ改善，高血圧ラットの平均動脈圧・心血管異常増加の緩和などが報告されている．消化器系と循環器系にまたがる報告では，内臓機能を調節する迷走神経を介する胃腸系・心血管系への影響，胃膨張中の心血管抑制反応の調節がある．CHAOや CHEN らは実際の臨床現場における術後看護に足三里への押圧刺激を用い，胃腸機能の向上を報告している[6]．エネルギー代謝に関わる報告には糖尿病ラットにおけるグルコース低下効果に関

連する筋内の細胞接着分子発現への影響，筋疲労抑制効果[9]などがある．

　脳機能に関する効果では，アルツハイマー病ラットモデルにおける特定脳領域の血液灌流と代謝の増加，成人脳の神経再生誘導，血管性認知症ラットの海馬領域のニューロン数増加，神経間機能の調節と海馬の長期増強を介する認知症緩和，アルツハイマー病ラットの脂肪組織におけるアディポネクチンおよびアディポネクチン受容体の発現，血性アディポネクチン含有量の増加，加齢ラットにおける海馬の遺伝子発現プロファイルの老化関連変化の調節などが報告されている．

　これらの報告で用いられている刺激方法で最も多いのは鍼通電（EA）であるが，通常の鍼，経皮通電，棒灸，押圧，光刺激，接触刺激も用いられていた．鍼通電や経皮通電（TENS）は脳卒中後遺症による筋痙縮・廃用性四肢拘縮に対する関節運動や HANDS 療法との併用に有用とされ，推奨されている．鍼通電はミオスタチン遺伝子発現を抑制し，筋細胞の増殖を促進させるため，身体のエネルギー貯蔵量を増加させ，フレイル・サルコペニアに対する有用な選択肢となる刺激といえる．ミオスタチン遺伝子発現抑制はフェムト秒レーザーや低レベルレーザー（LLLT）においても報告され，光刺激はミトコンドリア内での ATP 産生増強等による筋疲労抑制や筋機能向上効果も定説として知られている[10]．接触刺激におけるヒトの筋疲労抑制効果は LLLT と類似し[9]，東北大学大学院の研究グループは光が触覚として感知されていることを示唆している[11]．

　これまで皮膚感覚は表皮下の神経終末と表皮に入り組んでいる細い神経線維によって担われていると考えられ，微細な接触刺激を感受するメカニズムは十分に説明されていなかった．近年の研究で，皮膚刺激は非侵害もしくは侵害を問わず，表皮の 94〜97％ を占めるケラチノサイトで受容され，ケラチノサイトからの ATP 放出を介して感覚神経を活性化させることが判明している．足三里に対する接触刺激では便秘に対する効果が報告されているように，微細刺激においても効果は期待できる．

(2) 各刺激の筋疲労抑制効果

① 電気刺激誘発筋疲労実験モデル

　ここからは筋疲労の予防・回復の実験を用い，各種の刺激の有効性とツボの重要性を示す実験を紹介する．センテナリアンの特徴から考えられる高齢者に必要なこととして述べた筋の維持効果に直接的に関係する部分である．

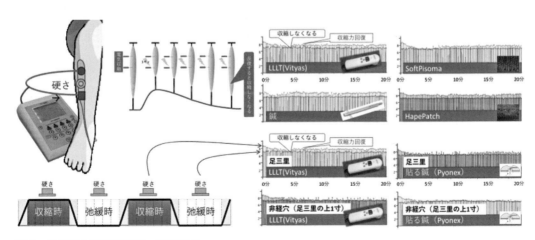

図 3　足三里の筋疲労予防・回復効果

筋疲労は「運動によって引き起こされる筋力・筋パワーを生み出す能力の低下」と定義され，筋の発揮張力は筋の硬さと相関が高い．電気刺激による筋収縮時と弛緩時の硬さを連続的に測定すると，筋疲労に伴い収縮時硬度が低下し，弛緩時硬度との差が小さくなる（**図3**）．

②　各種刺激の効果

足三里のある前脛骨筋を100Hzの電気収縮により疲労させる過程でLLLT（Vityas），鍼灸鍼，接触刺激（SoftPisomaとHapePatch）を行った結果の一例を示す．すべての刺激で一過性に収縮力が弱り，回復する傾向が認められている．接触刺激では突起密度の違いによる影響が見られるが，現時点では感受性が個体によって異なることがわかっている．同様にLLLTでは個体，出力強度により一様の反応ではないことと800nm波長帯域が有効であることが判明している．感受性が異なる個体間での適刺激については引き続き検討しているが，いずれにおいても効果が期待できることがわかる．

LLLT・LEDTはトレーニング後で筋力やパフォーマンス向上，筋肉量の増加を示す報告が増えており[10]，エネルギー源となる筋の維持・増強も期待できる．

③　経穴と非経穴の違い

刺激部位を足三里と非経穴（足三里の上一寸）で比較した結果の一例を示す．刺激にはLLLTと貼る鍼を用いた．どちらも足三里での効果が高いことから，正しく経穴部位を把握することが重要である（**図3**）．

5）その他の経穴（ツボ）

血中のストレスホルモンであるコルチゾールの低下，腸管蠕動運動の亢進，末梢血流増加反応を発現することが実験的に明らかとなっている治療点がある[12,13]．了徳寺らの研究グループによって提唱されているストレスフリー療法の研究では，空腹時血糖値，インスリンレベル，HbA_{1c}減少による糖尿病改善や，脳血流増加による代謝性心血管疾患予防の示唆，顔面動脈血流の増加，高密度リポタンパク質コレステロールレベルの増加の知見から血管性認知症，アルツハイマー病の予防を示唆する報告，免疫細胞のコミュニケーションを担うサイトカインの一種で自己免疫疾患とアレルギー反応を抑制する働きを有するインターロイキン10が高位に発現されるなど，さまざまな可能性を含む効果が報告されている．

ストレスフリー療法では，48℃未満の遠赤外線（温熱刺激）を照射する直径3～6mmのプローブを体表5か所へ照射する（**図4**）．使用されているツボは左右足三里，中脘，左右足裏の独自穴

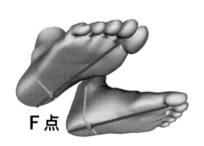
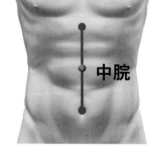

図4　ストレスフリー療法のF点と中脘

などである．中脘は肋骨下縁を両側から上にたどっていった中央に位置する胸骨剣状突起と臍の中央に位置する．足の裏のツボは7種類あり，部位によって効果が異なる．ここでは，最も万能であると報告されているF点を紹介する．F点は足の母趾と示趾の間から後ろに伸ばした線（第1, 2中足骨頭の間に引かれた線）と，内果中央からの垂線と交差する位置にある．押圧刺激の他，棒灸等による温熱刺激を推奨する．

6) 注意事項

以上，ストレス対策とともに加齢によって引き起こされる免疫力を強化する方法を解説してきた．基礎的疾患を有していたり，体が著しく衰弱している場合には主治医と相談し，連携を取りながらセルフケアを行う．

（有馬義貴）

文献

1) Fali T, Vallet H, Sauce D.：Impact of stress on aged immune system compartments：Overview from fundamental to clinical data. *Exp Gerontol*. 2018；105：19-26.
2) 新井康道，広瀬信義：スーパーセンテナリアンの医学生物学的研究．日老医誌，2018；55：578-583.
3) 広瀬信義：百寿者から超百寿者研究へ―ヒト長寿科学のご紹介・研究―．生活福祉研究．2016；通巻92号July.：15-32：
4) Oishi, Yumiko；MANABE, Ichiro. Macrophages in age-related chronic inflammatory diseases. *NPJ aging and mechanisms of disease*, 2016，2.1：1-8.
5) Arai Y, et al.：High adiponectin concentration and its role for longevity in female centenarians. *Geriatr Gerontorol* Int, 2006；6：32-39.
6) Ichao, Hui-Lin, et al.：The beneficial effect of ST-36（Zusanli）acupressure on postoperative gastrointestinal function in patients with colorectal cancer. In：Oncol Nurs Forum. 2013. p. E61-E68.
7) Lai, Fang, et al.：Acupuncture at Zusanli（ST36）for experimental sepsis：a systematic review. Evidence-Based Complementary and Alternative Medicine, 2020.
8) Zhu, Mei-fei, et al.：Electroacupuncture at bilateral Zusanli points（ST36）protects intestinal mucosal immune barrier in sepsis. Evidence-Based Complementary and Alternative Medicine, 2015.
9) 有馬義貴・他：筋疲労を抑制・回復させる刺激．BIO Clinica. 2021；36（1）：56-61.
10) 村山光義：筋疲労改善に対するLLLT・LEDTの効果．日レ医誌，2018，38：432-438.
11) JI, Zhi-G, et al.：Light-evoked somatosensory perception of transgenic rats that express channelrhodopsin-2 in dorsal root ganglion cells. *PloS one*, 2012，7.3：e32699.
12) ryotokuji, K, et al.：Effect of pinpoint plantar long-wavelength infrared light irradiation on subcutaneous temperature and stress makers. *Laser Therapy*, 2013，22（2）：93-102.
13) ryotokuji, K, et al.：Preliminary results of pinpoint plantar long-wavelength infrared light irradiation on blood glucose, insulin and stress hormones in patients with type 2 diabetes mellitus. *Laser therapy*, 2013，22（3）：209-214.

12 慢性疼痛

厚生労働省が実施した慢性疼痛の大規模調査では13.4%が慢性の痛みを抱え，その多くが周囲の理解が得られずに苦悩している実態がある．慢性疼痛の治療は，神経ブロック療法をはじめ薬物療法，物理療法，運動療法，認知行動療法（思考や行動の整理と修正）に加えて，東洋医学を応用したセルフケアなどが慢性疼痛に起因するストレスの軽減に効果的であると示唆されている[1]．

1）慢性疼痛について

痛みが6か月以上持続して遷延する場合は，慢性疼痛（chronic pain）と考えられ，国際疼痛学会（international association of the study of pain：IASP）は「治療に要すると期待される時間の枠を超えて持続する痛み，あるいは進行性の非がん性疼痛に基づく痛み」と定義している．さらに痛みの誘因には，組織の損傷などが痛覚受容器を刺激することで感じる痛み，侵害受容性疼痛，神経が過敏な反応を示す痛み（神経障害性疼痛），心身の過労や社会的・精神的ストレスなどが引き金となる痛み（心因性疼痛）に分類（図1）され，3因子が複合して痛みの慢性化に影響する．

特に神経障害性疼痛は，帯状疱疹ヘルペスなどの感染による帯状疱疹後神経痛や糖尿病性神経障害などにより痛みが遷延し慢性疼痛に移行する頻度が高い．その痛みの特徴は，神経障害性疼痛スクリーニング質問票（表1）に示す「針で刺されるような痛み」，「電気が走るような痛み」など，通常とは異なる感覚の痛み（アロディニア）[*1]が発現する特徴がある．このような痛みに対する診断的評価法として，7項目の質問を5段階（0〜4点）で評価し，合計点数が12点以上で神経障害性疼痛の可能性が極めて高いと判定できる[2]．

慢性疼痛である神経障害性疼痛の薬物療法は，炎症が関与しない病態ではNSAIDs（非ステロイド性抗炎症鎮痛剤）は効果が期待できない場合もあり，三環系抗うつ薬やプレガバリン（商品名リリカ）が投与される．しかし，眠気，ふらつき，めまいなどの副作用があり，痛みが長期化すると薬の投与量や種類が増え副作用により生活の質（quality of life：QOL）が低下などの問題も指摘されている．このため，薬物療法だけに依存せずに生活リズムの改善や適度な運動が推奨されてい

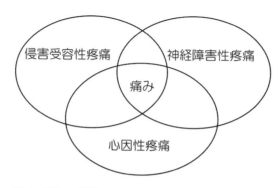

図1　痛みの分類

---

*1　アロディニア：触刺激を痛みと感じる状態．

表1　神経障害性疼痛スクリーニング質問票

1）　針で刺されるような痛みがある
　　□全くない　□少しある　□ある　□強くある　□非常に強くある
2）　電気が走るような痛みがある
　　□全くない　□少しある　□ある　□強くある　□非常に強くある
3）　焼けるようなひりひりする痛みがある
　　□全くない　□少しある　□ある　□強くある　□非常に強くある
4）　しびれの強い痛みがある
　　□全くない　□少しある　□ある　□強くある　□非常に強くある
5）　衣類が擦れたり，冷風に当たったりするだけで痛みが走る
　　□全くない　□少しある　□ある　□強くある　□非常に強くある
6）　痛みの部位の感覚が低下していたり，過敏になっていたりする
　　□全くない　□少しある　□ある　□強くある　□非常に強くある
7）　痛みの部位の皮膚がむくんだり，赤や赤紫に変色したりする
　　□全くない　□少しある　□ある　□強くある　□非常に強くある

　　12点以上：神経障害性疼痛の可能性が極めて高い
　　9〜11点：神経障害性疼痛の可能性が高い
　　6〜8点：神経障害性疼痛の要素がある

（文献2より）

る．痛みを抱えて外出など運動を控えることで廃用性萎縮をはじめストレスが蓄積し，心身の変調が痛みを慢性化する悪循環を引き起こすので，負担にならない適度のウォーキングなど有酸素運動を行うことで，薬物療法の効果も高まりQOLの改善が期待できる．

2) セルフケアの実際

　東洋医学を応用したセルフケアは，東洋医学の治療点（経絡・経穴）に指圧・マッサージや低周波療法などで刺激することで，中枢神経系の視床下部などを介して下行性疼痛抑制系を作用させ内因性エンドルフィン類（βエンドルフィンなど）の発現により疼痛を緩和することができる[3]．

　具体的には，**図2**に示す手背部第1・2中手骨間に位置する経穴（合谷）を左右交互に対側の母指腹で3秒指圧/3秒休止をテレビ視聴時や就寝前などリラックスした状態で約10分間，圧痛を感じる程度の指圧刺激を行うことにより，下行性疼痛抑制系を介した鎮痛効果を誘発することができる．

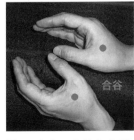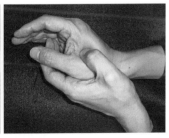

図2　左右の合谷を交互に約10分間程度，圧痛を感じる程度で指圧して下行性疼痛抑制を作用させる．

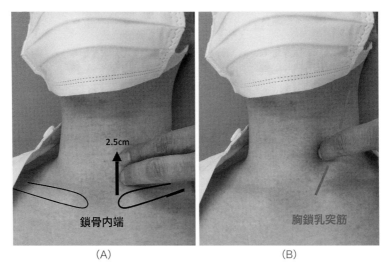

(A)　　　　　　　　　　　　　(B)

図 3　頚部交感神経（星状神経節）
　　　　（A）鎖骨内端より上顎に向かい 2.5 cm（示・中指を添えた上部）
　　　　に星状神経節が位置する．（B）胸鎖乳突筋を後方に押し下げて指先
　　　　（中指）が隠れる程度の圧力で指圧を加える．

　また，指圧やマッサージは，経絡上の皮膚を優しく心地の良い刺激を与え自律神経系（交感神経）の興奮を鎮めるとともに，後述するセルフケアの効果とメカニズムでの中枢神経系・自律神経系・免疫内分泌系（**図 7**）の相互作用を整え，心身機能の回復力を高める．具体的には，交感神経の興奮に対して，ブロック注射として行われる頚部交感神経節ブロックと同様に頚部交感神経（星状神経節）第 7 頚椎横突起に向かい左右それぞれ片側 3 秒/3 回程度の指圧により頭顔面上肢の血流改善，免疫内分泌系を整え慢性疼痛の緩和効果が期待できる（**図 3**）．

　さらに，慢性疼痛には低周波療法が効果的であり，その鎮痛機序は，鍼麻酔（鍼低周波通電）で作用する β エンドルフィンなどによる鎮痛効果が確認されている．その低周波の通電条件は周波数 2〜5Hz（軽い運動後の心拍数程度）で四肢末梢の経穴（合谷・足三里など）を 15 分程度通電すると下行性疼痛抑制を作用させて鎮痛効果を発揮する[3]．

　この低周波療法の中でも silver spike point：SSP 療法[*2] は，直径 13 mm の SSP 電極（**図 4**）で経穴（合谷）を刺激できることから，刺さない鍼として東洋医学的アプローチが可能である．実際に医療機関では，SSP 療法を症状に応じて様々な電気治療が行えるよう複合治療器（**図 5**）による治療が行われている．

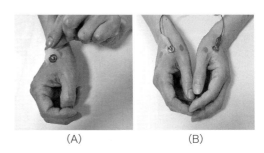

(A)　　　　　　　　　　(B)

図 4　経穴（合谷）に対する SSP 療法
　　　　（A）直径 13 mm の SSP 電極を専用シールで貼付，（B）左右の経穴（合谷：第 1・2中手骨間）に周波数 2〜5 Hz で通電する．

[*2]　SSP 療法：silver spike point の略で，日本メディックスと大阪医科大学麻酔科により鍼鎮痛理論（鍼麻酔）を基に開発された電気刺激療法．

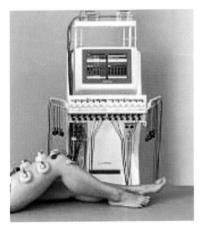

図5　電気複合治療器
SSP療法，高電圧電気刺激療法，
微弱電流療法など複合治療器
（アステオ：日本メディックス）

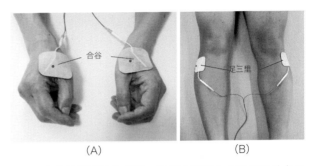

(A)　　　　　　　　　　(B)

図6　家庭用低周波治療器の電極を応用した経穴に対する
通電法
家庭用低周波治療器の電極は平面の中心を経穴（A）
合谷（B）足三里（脛骨粗面と腓骨の間）に合わせる
ように貼付して，周波数2〜5 Hz（軽い運動後の心拍
数程度）で通電する．

　また，家庭用低周波治療器においても東洋医学的アプローチとして経穴（合谷・足三里）を中心に通電（**図6**）することで，下行性疼痛抑制を作用させ疼痛を緩和できる．さらに，中周波（100,000Hz：重畳波，干渉波）を出力できる装置では深部組織に波及効果があり，疼痛抑制に加えて血行促進による発痛物質の減少，筋緊張緩和などの効果が期待できる．このためセルフケアで活用する家庭用低周波治療器の仕様（電極の特徴や出力される周波数など）を確認し，症状に適した選択が必要である．

3）セルフケアのポイント

　自分自身で手軽にできる指圧やマッサージに加えて，家庭用低周波治療器や，後述するストレスフリー療法等を紹介している．これら家庭用治療器を利用する場合は，必ず取り扱い説明書に従って，正しい操作が求められる．

　また，頚部交感神経（星状神経節）第7頚椎横突起部の指圧では，左右を同時に指圧すると，嗄声など反回神経麻痺症状を呈することがあるため，必ず片側での指圧を行う．

4）セルフケアの効果とメカニズム

　遷延する疼痛をはじめ精神的不安やストレスは，中枢神経系をはじめ自律神経系や免疫内分泌系に影響を与え，痛みを受容する脳の機能を低下させ慢性疼痛の誘因となる（**図7**）．特に痛みの伝達を担う中枢神経系では，脊髄後角をはじめ脊髄視床路に持続的な侵害刺激が加わり感作（過敏化）を引き起こし，アロディニアのように弱い非侵害刺激にも過剰な反応（ワインドアップ現象）[3]が現れる．さらに，自律神経系（交感神経）を興奮させ，血管収縮や筋肉の緊張を引き起こ

_____

[3]　ワインドアップ現象：脊髄後角において侵害受容線維の感受性が著しく増強した状態．

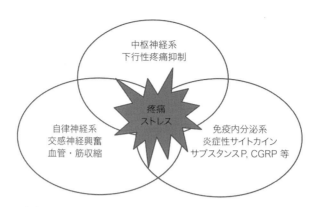

図 7　疼痛ストレスと中枢神経系・自律神経系・免疫内分泌系の関係

す．また，組織損傷による瘢痕治癒の経過では，発痛物質であるサブスタンス P をはじめカルシトニン遺伝関連ペプチド（CGRP），炎症性サイトカインなどが免疫内分泌系に影響を与え，血管収縮や発赤・腫脹などを誘発して慢性疼痛の原因となる（図 7）．

　これに対して疼痛・ストレスのシグナルは，脳・視床下部（中枢神経系）を介してエンドルフィン類（β エンドルフィン，エンケファリンなど）やモノアミン類（セロトニン，ノルアドレナリン）などのモルヒネ様物質を放出して痛みを抑制する下行性疼痛抑制機能が働いている．しかし，慢性痛に精神的ストレスが加わると下行疼痛抑制の機能が低下して，痛みを強く感じるようになる．このような現象は，特に神経障害性疼痛や線維筋痛症などで精神的不安やストレスが影響して，痛みの暴走ともいえる痛みの悪循環を引き起こしている[4]．このため慢性疼痛に対するセルフケアは，痛みを抑制する下行性疼痛抑制などの作用を正常に機能させる必要がある．セルフケアのなかでも運動療法は有効で，痛みのため安静が続くと筋力低下や廃用性萎縮が進み疼痛も増強する悪循環に陥り，痛みを制御する脳機能が低下する．これに対して運動療法は下行性疼痛抑制（β エンドルフィンなど）の作用を高めて，疼痛を軽減することが科学的に証明されている[5]．これらのメカニズムから，指圧やマッサージをはじめウォーキング（有酸素運動）などは，自律神経系，内分泌系，中枢神経系（下行性疼痛抑制）の機能を正常化するとともに鎮痛剤など薬物療法の効果を補助し，慢性疼痛をはじめ QOL の改善が期待できる．

5）その他の経穴（刺激方法）

低反応レベルレーザー・温熱療法を活用したセルフケア

　ペインクリニックなどで行われる神経ブロック療法は，自律神経系（交感神経）の興奮を緩和する頚部交感神経（星状神経節）ブロックが行われるが，禁忌の場合は，低反応レベルレーザー療法（LLLT）[*4] を応用した星状神経節の照射などが行われ，LLLT は家庭用機器を使用すれば頚部交感神経（図 3．同部位に照射）に対するセルフケアが可能である．また，新たなレーザー・温熱療法であるストレスフリー療法（図 8）は，足底部の F 点はじめ経穴（中脘・足三里）に心地の良い温

---

*4　低反応レベルレーザー療法（low-reactive level laser therapy：LLLT）：低出力（10 W 以下）で深部透過性に優れた波長の光線により創傷治癒促進，血流改善，疼痛緩和などの作用を有する．

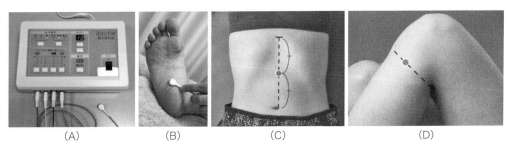

図8　ストレスフリー療法
（A）ストレスフリー療法機器と遠赤外線温熱プローブ 4 本
（B）F点：足底部の第 1・2 中足骨間線と内外果線の交点
（C）中脘：胸骨体下端と臍の間
（D）足三里：脛骨粗面と腓骨頭の間

熱効果を与え，ストレスホルモン放出を低減させ血流を促進させる療法である[6,7]．その特徴は患部を広範囲に温めるのでなく，特定点に対し火傷の危険がない透過性に優れた温熱効果を発揮することからセルフケアとして家庭で使用でき，ストレスを受けて低下する中枢神経系をはじめ自律神経系や免疫内分泌系（図7）の機能を正常化することから，セルフケア治療器として有用性が高い．

6）注意事項

痛みを慢性化させないためには，自身の痛みを表1（スクリーニング質問票）などで正しく把握し，早期に適切な治療を行うことが重要となる．薬物療法やセルフケアが有効でない場合を含め，慢性の痛みに対してストレスとなる我慢や悩みを抱えたままにせず，近くの医療機関を受診して相談することが必要である．

（石丸圭荘）

文献

1) 慢性疼痛患者に対する統合医療的セルフケアプログラムの構築班：慢性疼痛患者のためのセルフケアガイドブック．厚生労働省科学研究費地域医療基盤開発推進研究事業．医療一般．026.2012.
2) 小川節郎：日本人慢性疼痛患者における神経障害性疼痛スクリーニング質問票の開発．ペインクリニック．2010；31：1187-1194.
3) 石丸圭荘：東洋医学を応用した刺激療法の実際．医歯薬出版．東京．2008.
4) 仙波恵美子：ストレスにより痛みが増強する脳メカニズム．日本緩和医療薬学雑誌．2010；3：73-84.
5) 松原貴子：運動による疼痛抑制の神経メカニズム．ペインクリニック．2014；35：1655-1661.
6) 了德寺健二：血流を増やせば健康になる．アスコム，東京．2018.
7) Ryotokuji K, ishimaru K. et al：Effect of stress-free therapy on cerebral blood flow：comparisons among patients with metabolic cardiovascular disease, healthy subjects and placebo-treated Subjects. *Laser Therapy*, 2014；23（1）：9-12.

第3節　ストレスに打克つ，強い心身をつくる

　日常から心身を強化することは，積極的なストレス対策に繋がっていく．東洋医学では，長年活用されてきたストレスに打克つ強い心身をつくるための方法がある．その効果は長い歴史の中で実際に検証されたものばかりである．手軽に行うことができるので，ぜひ毎日実行し，ストレスに強い心身づくりに役立てたい．

1）東洋医学の健康観

　東洋医学である鍼灸医学の根幹をなす理論の中に，経絡学説がある．経絡学説では，身体には生命のエネルギーである「気」が，経絡と呼ばれるルートの中を流れており，「気」が円滑に循環している状態を健康状態，そうでない状態を不健康な状態と捉えている．「気」の流れがスムーズに循環しない要因として，①内因（メンタルの乱れ），②外因（寒さなどの環境要因）および③不内外因（内因と外因以外の要因：生活習慣の不摂生や過度の労働などが含まれるとされている）の3つが挙げられている[1]．このように経絡理論からすると，健康を維持するためには，①内因であるメンタルのアンバランスの調整，②外因である環境の整備，③不内外因である生活習慣の見直し等，3要素が不可欠であることが分かる（図1）．

2）内因・外因・不内外因

　まず1つ目の①内因であるが，東洋医学では，西洋医学にはない独自の生体観の中で精神活動を捉えている．人間の感情には基本的に7種類の感情，①怒（怒りの感情），②喜（楽しさの感情），③思（深く考える感情），④悲（悲しむ感情），⑤憂（悩みの感情），⑥恐（恐れの感情），⑦驚（驚きの感情）がある．そしてこれらは，経絡という一種のエネルギールートを通じて，内臓である五臓六腑と関係をもちながら，全身各部，特に体表部を走行する経絡と，くまなくネットワークを形

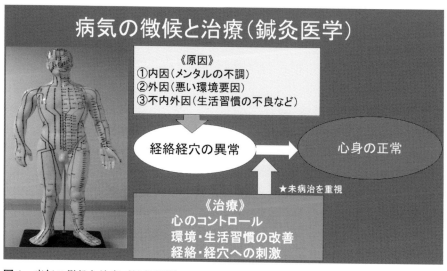

図1　病気の徴候と治療（鍼灸医学）

成している．心のアンバランス状態があると，未病の段階から，体表部の経絡経穴上に圧痛・硬結などの反応として出現して来る．そのため，この反応に対して，何らかの刺激を加えて調整を行うことが必要になる．

　次に2つ目の②外因であるが，人間を取り巻く環境因子として　風・寒・暑・湿・燥・火という6つの気《六気（りっき）》が変化することで身体に悪影響を及ぼし，発病の原因となる．現在，わが国においては，空調等が整えられ，比較的この因子の影響は少なくなっているものと思われる．しかしその反面，新たなクーラー病という因子が現代人を悩ませており，注意すべきファクターである．

　さらに3つ目の③不内外因は，内因と外因以外の要素であり，食生活，性生活，生活サイクルなど生活習慣の不摂生や過労，事故などによる外傷，感染，虫刺されなどが挙げられている．対策としては，不慮の事故等は別として，正しい飲食の摂取，禁煙，質の高い睡眠など，生活習慣の改善が挙げられる．なお，これら基本的な養生法は，現在の看護学における看護過程すなわち，対象者について情報収集し，現在の状況を的確に判断しケアを行うという看護の実際や，ICF（International Classification of Functioning, Disability and Health）が示す，「健康状態は，生活機能と環境あるいは個人因子が相互作用した結果である」[2]という考えにも相通じるところがある．これら養生法は，東西の医学を超えて，病気の予防や保健，治癒に直結する共通の基礎的要因といえよう．

　ここでは特に，メンタルのアンバランス状態の調整や，原因となるストレス自体をどう和らげるか，東洋医学でいう気のエネルギーをどう養うか，について，食事法，ツボ呼吸法，ツボイメージ瞑想法，経絡乾布摩擦法，活命法，柔道・身体機能体操それぞれのセクションで詳しく述べる．

（本田泰弘・山本恵子）

文献

1）矢野忠，久住武・編：伝承医学．人間総合科学大学．2002：1-54.
2）https://www.mhlw.go.jp/houdou/2002/08/h0805-1.html

1 東洋医学の〝食〟によるストレスケア

　私たちの〝食〟の文化には，食欲という心理的な要因が関係している．〝食〟が病気を引き起こすのではなく，みえない〝こころ〟の隙間にその原因を探ることができる．イライラするとき，ついつい食べ過ぎる．ストレスが溜まると過食になる．そして過食は肥満症，高脂血症，高血圧，糖尿病，心疾患へと発展するリスクが見え隠れしている．そこで一例ではあるが，〝食〟が〝クスリ〟となる伝統医学的概念を述べたい．

1）「薬食同源」からのストレスケア

　近年，情緒不安定で気持ちが落ち着かない，イライラすることが多くなり体がだるい．このような不定愁訴をもつ中高年者は年々増加しつつある．東洋医学では，これらの症状が長期化すること

で，〝気〟の停滞（気滞）や，〝気〟のうっ滞（鬱証）などの病的体質を生む[1]．それは体内のエネルギーの流れを滞らせて新陳代謝を妨げる．不必要な血を溜めて身体にさまざまな症状を発生させる．東洋医学ではこのような時に〝気〟の巡りをよくして体内の代謝循環を改善させる．また，いら立ち，過度の怒りが慢性化すると，不眠や頭痛，めまい，そして心身症などを生み，免疫系機能の低下を招くのである．これらは〝水〟（陰）の不足で熱を生み，〝水〟（陰）で熱を抑えることができない，そのためにさまざまな不定愁訴を引き起こし，陰虚陽亢の状態になる．この場合〝水〟（陰）を補って熱をとる〝食〟を摂る．ところが，病院での検査の結果，医師からまったく問題がないと言われたりする．放置していると不眠や全身の疲れがとれない．いつも気持ちがすぐれずに悶々とした日々が続く．このような悲痛な思いから，家庭内でのトラブルが絶えることなく，体調への不安が続くという負のスパイラルが，心療内科の扉を叩かせる（図1）．

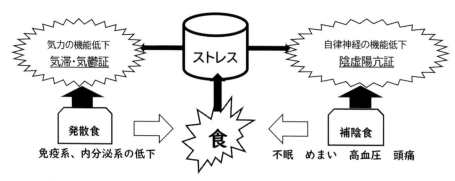

図1　〝食〟による気分転換が重要なカギを握る

なぜ病院での精密検査で原因不明と診断されていながら，さまざまな症状で悩まなくてはならないのか．これは現代医学が劣っているわけではない．現代医学は〝みえること〟と〝かたち〟に換えることが基本である．

2）東洋医学の哲学「形神合一」からみるストレスケア

〝こころ〟と肉体は一つとする「形神合一」という考え方が東洋医学の基礎にある．

美しい肌には〝若々しさ〟が求められる．その〝若さ〟を保つめに〝こころ〟と〝からだ〟の調和がいる．〝若さ〟は「形」ではみえる．それを調える強い〝こころ〟が「神」に該当する．伝統医学では目にみえるものを「形」とよび，目に映らないものを「神」として考える．〝いのち〟は目に映らない．しかし，肉体の活動から〝いのち〟の営みを見る[2]．このように，〝こころ〟と身体をつなげる．怒り，悲しみ，悩み，憂いなど，私たちの脳は瞬時に感情の働きを受け止める．顔に現れる表情から，肉体疲労などの身体症状をみる．とりわけ，これらの情緒が五臓六腑につながることにある．

3）東洋医学の五臓六腑とこころ

東洋医学における智力とは，腎の指令する「髄」の働きにある．また，意識とは「神」によるもので，五臓の心がその機能を担っている．つまり，五臓は〝こころ〟の働きと連動しているのである．一般的にいうストレスは，肝のもつ「疏泄」の働きが調節する[1]．日常，思い詰めるような苦

しみがある時に，脾の機能に影響を与える．このような人間のもつ喜・怒・哀・楽，すなわち〝こころ〟の働きが五臓の作用を妨げる．それらは五臓による〝気〟の流れを崩壊させる．〝気〟の停滞が，気血のスムーズな流れを鬱ぎ，そのために食欲がなくなり，〝気〟が塞がれて無気力（鬱）の状態を引き起こすことになる[3]．

古代の中国に朱丹渓(1281-1358)という医者がいた．後世にまとめられた『丹渓心法』には〝鬱〟の病について記されている[4]．そこに載るのは，詰まった〝気〟の流れを改善させ〝気〟の巡りをよくすることだという．たとえばイライラすると，肝が持つ「疏泄」という働きが低下する．肝は血を貯蔵するが，衰えた〝気〟の「疏泄」は血の流れに障害を発生させて，〝血〟という副産物を作る．この不純物が代謝されないと，筋活動を鈍らせて，運動機能の低下を招くのである．したがって，五臓六腑の働きで全身の新陳代謝を活性する．そのためにも，ストレスを発散させるための〝食〟による〝ストレスケア〟が必要である．

そこで一例ではあるがストレスによる〝気〟の流れを改善させるための〝食〟と五臓，また，精神との関係性について提示する（**表1**）．

表1　五蔵とこころの関係

五　臓	肝	心	脾	肺	腎
五　穀	麦	黍	粟	稲	豆
五　味	酸	苦	甘	辛	鹹
五禁（多食）	辛	鹹	酸	苦	甘
五　志	怒	喜・驚	思・憂	悲・憂	恐・驚
五　神	魂	神	意	魄	志
気の活動	上げる	緩める	結ぶ	消える	下がる・乱れる
こころの動き	精神	意識	思考	感情	記憶

4）〝鬱〟(閉塞感)を開いて〝気〟を巡らせる食べ物

(1) 蕎麦

脾胃，大腸の働きを促進させる．過食や下痢を止める．また，気力を強めて〝気〟の流れを整える．蕎麦に含まれるルチンは血圧を下げて血管の弾力性を保つ．ヘミセルロースは腸の活動を促す．蕎麦にはビタミンCやビタミンEが含まれる．夏場，食欲がないときに食べるとよい．ただし，陽虚体質の者は，蕎麦の常食を避けた方がよい[3]．

(2) ジャスミン（茉莉花）

〝気〟の巡りを助けるため，イライラしたときにはジャスミン（モクセイ科ソケイ属）の花の香りが気分をリラックスさせる．寝室やリビングなどに置いておくだけで，リラックス効果が期待できる．また，手頃に購入できるジャスミン茶（茉莉花茶）がある．飲み方はジャスミン茶をゆっくりと口の中に含んで香りを楽しむ．お茶の中に含まれているアミノ酸の1つであるテアニンは，集中力をアップさせる効果がある．香りを楽しむことができるジャスミンの成分は，アロマテラピーにも用いられている．精神的にもリラックスできるので鍼灸治療と併用するとよい（**図2**）

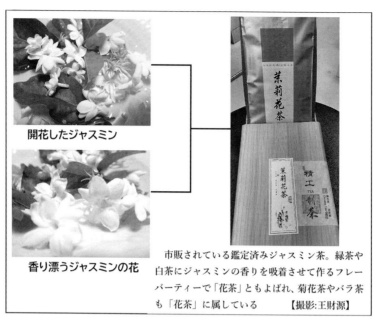

開花したジャスミン

香り漂うジャスミンの花

市販されている鑑定済みジャスミン茶。緑茶や白茶にジャスミンの香りを吸着させて作るフレーバーティーで「花茶」ともよばれ、菊花茶やバラ茶も「花茶」に属している　【撮影：王財源】

図2　ジャスミンの花とジャスミン茶（右）

(3) 金柑（ミカン科）

〝気〟が鬱滞したものによい。〝気〟を整えて〝鬱〟を開く力がある。お湯の中に金柑を2～3個入れて飲むとよい。ビタミンCはもちろんのこと，フラボノイド，マグネシウム，カリウム，カルシウムが含まれるため，疲労の回復や風邪にも用いるとよい。

(4) 米酢

肝と胃に作用する。『黄帝内経』によれば，五臓の肝は〝酸〟とつながり，酢は五味では〝酸〟と結びつくので，肝気の巡りを改善する。肝気の巡りは〝気〟の停滞を改善させ，瘀血を取り除いて炎症を鎮める。民間療法としても使われ，傷口に塗ったりしていた。

5)〝鬱〟から生じる熱を除く食べ物

(1) ウコン（鬱金）

涼の性質をもつ。身体の不要な熱を除いて肝の働きを促し，利尿作用や胃の活動を助けて，胆汁の分泌を促進する。カレーが身体を温めるというが，じつはそこに使う鬱金（うこん）は身体の熱を冷ます（図3）。カレーにはチリーペッパー（唐辛子）を加えることにより，カプサイシンに含まれる成分で辛くなり，身体が温まるのである。それをさらに香辛料としてカルダモン（ショウガ科），クミン（セリ科），コリアンダー（パクチー，コエンドロ種）を入れる。これらの香辛料には〝気〟の巡りを改善させて〝鬱〟を発散させる。

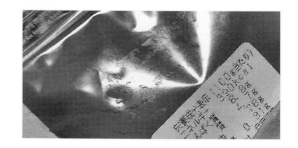

【撮影：王財源】
図3　市販の粉末ウコン（秋）栄養成分の表示が載る

（2）えんどう豆

脾胃の働きを強め，脾胃の〝気〟の流れを促すので，食欲不振，浮腫によい．腓腹筋の痙攣にも用いる．主成分はビタミン B_1，B_6，鉄分やカルシウムが含まれる．また，紫蘇や生姜と一緒に用いるとよい．

（3）菊花

五臓の肝や肺に作用するので，肝や肺に現れる〝陽〟（熱）に使うとよい．イライラして，血圧が上昇したときに用いる．陰虚による熱の諸症状を取り除く．また，喘息や気管支炎による咳や喉の痛みがあるときに使う．そのため皮膚に現れる吹き出物，腫れ，頭痛や喉の腫れ，肌の乾燥を防ぐ．菊花にはアミノ酸，ビタミン B_1，フラボノイドが含まれている．菊花を乾燥したものにお湯を注ぎ，お茶として飲用する．毛細血管の拡張により血流が促進されて，身体を冷やし，熱を取り除くので，「冷え性」の人の多飲は避ける．日本ではお刺身に付け合わせることが多い（図4）．

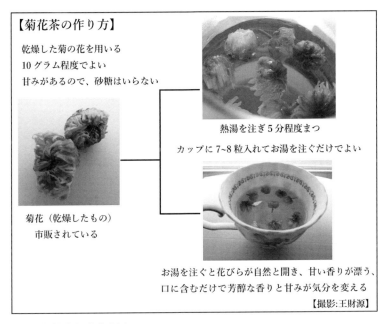

図4　乾燥菊と花茶（右）

6）〝気〟を巡らせて詰まりをとる食べ物

（1）大根

大根には涼（ひやす）の性質がある．そのため体内の熱を冷まし，「清熱」させるという働きがある．肺や胃に生じる熱を取り除き，陰虚陽亢証（水の不足で熱を生む体質）に用いる．また，食物繊維が多く含まれている．アブラナ科に属する大根には，〝気〟の停滞による食欲不振や消化機能の低下などに用いられ，気管支炎，消化不良，便秘に著しく効く．

（2）大根の葉

葉の部分にはカリウムやカルシウム，ビタミン C，鉄分が含まれるので，貧血や高血圧によい．

(3) タマネギ

肺と胃に留まった〝気〟をめぐらせる．呼吸や消化作用を促し，胸脇苦満（心下部や肋骨，また，脇腹から背部の緊張感，痛み）をとる．成分の硫化アリルはビタミン B_1 の吸収を促して細胞の活動を助ける．〝辛み〟の成分であるジアリルジサルファイドは〝気〟を巡らせて免疫系機能の低下を予防する．

(4) ゴマ（胡麻）

五臓の調和を維持させるために肝，腎，肺，脾の働きを促す．『本草綱目』には，不老長寿の秘薬として記されている[5-6]．ゴマは肝と腎を養って，五臓を潤し，足や腰の弱り，めまいに使うと良い．また，ゴマには肌を美しくする成分が含まれている．ビタミン B_1 と B_2 が多く，ゴマに含まれるセサミンには，脂質代謝改善作用がある（**表2, 図5**）．

表2　白・黒ゴマのもつ成分の比較[7-9]

	白ゴマ	黒ゴマ
栄養	脂肪酸（リノール酸，オレイン酸①，パルミチン酸，ステアリン酸）が多いが，アントシアニンを含まない．セサミン，セサモリンが多い．	ポリフェノールが多い．アントシアニンが含まれる②．種皮が多くカルシウムも多い．リグニン（不溶性食物繊維）を含む．

①リノール酸やオレイン酸はコレステロールを下げて動脈硬化を予防する．
②アントシアニンが含まれるので，抗酸化作用や，視力の回復に用いられる．

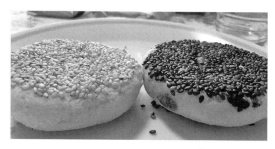

【撮影：王財源】

図5　小麦粉をベース，煎った胡麻をふりかけて作った，芳醇なひとくち「ゴマパイ」
　　　胡麻のもつ香りが食欲を促して消化を助ける．

(5) ハマナス（玫瑰花．薔薇科）

五臓の肝と脾の働きを促進させることができる．〝鬱〟を発散させて〝気〟を巡らせる．ストレスから来る食欲不振に用いる．最近では美容食として，食用のバラジャムが市販されている．タンニン，ベータカロチン，ビタミンC，B_2，リンゴ酸が含まれる．これらはお肌をきれいにする．花のつぼみを乾燥させたもの用に熱湯を注いでお茶として飲む．

　〝香り〟と〝甘み〟が五臓六腑に通じ，気分を引き立ててくれる．中国医学では過度の肝の働きで脾胃の機能に影響を与える消化器系機能の症状に用いる（**図6**）．

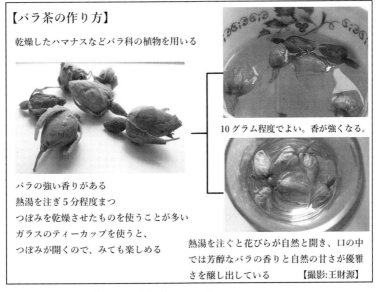

図6　乾燥バラを使った，薫り高いバラ茶

7）〝気〟を巡らせてこころを安静にさせる食べ物

(1) ミント（薄荷）

肝気の流れを改善して溜まった〝鬱〟を開く．脾や肝そして肺の熱を流す．ミント類にはメントール，リモネン，ピネンなどの成分が含まれるので〝気〟を鎮静させるためにミントの精油を持ち歩くのもよい．ハーブティーではペパーミントやアップルミント，スペアミントなどに人気がある．ミントは殺菌力をもつ．臓腑病証の肝気うっ滞証に用いる．唐代の『新修本草』（659年）にはすでに薄荷の効能がみえる[3]．

(2) 牡蠣

五臓の肝，腎につながるので，精神不安，イライラしてじっとしていられない（煩躁），更年期障害による〝ほてり〟によい．味覚や皮膚の健康を保つので美肌にもよい．牡蠣の肉には亜鉛，鉄分，カルシウム，ビタミン A，E，B_1，B_2，マグネシウムなどが含まれ，精神を安定させる働きがある．

(3) 小麦

五臓の心，脾，腎に入る．精神を穏やかにする働きが期待できる．小麦の穀には熱を冷まし，熱の亢進を防ぐ．小麦の実には温める働きがある．両方を同時に用いる．鉄分，ビタミン B，カルシウム，タンパク質を含み，不眠などによい．ただし，多量に摂取することを避ける．

(4) ゆり根（百合根）

五臓の心と肺に入る．涼（ひやす）の性質をもつので，下痢や寒邪があるときには食べない．肺に熱による乾咳が生じている場合に，肺を潤して咳を鎮静させる．また，イライラして血圧が上がり，精神不安をもつものや不眠で眠れない人によい．ビタミン C やタンパク質が豊富に含まれることから，お湯の中で煮出し，ゆり根が軟らかくなったところで，蜂蜜や黒砂糖で少し甘みを付けて食するとよい（**図7**）．

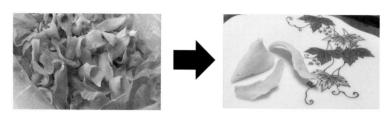

図7　乾燥させたゆり根，水で煮こんで蜂蜜を加える．
　　　呼吸器系症状に用いることが多い．お粥などにいれて煮込む
　　　と，軟らかくなるので，歯の弱い高齢者によい．

(5) 蓮の実

　五臓の心，脾，腎に入る．温めたり，冷やす，〝平〟（中和）という性質もつ．症状に合わせた働きが期待できる．不眠，神経性胃炎などを改善し，とくに慢性下痢に適している．寒湿を取り除くことから冷えをとる．一晩，水に浸して用いる．蓮の実の成分の特性は炭水化物が多く含まれ，その多くがデンプンである．脂質は少なく，無機成分でカリウムやビタミンE，鉄分，カルシウムやリンがとくに多く，鎮静効果がある．

　そのため，筋の働きや心臓の動悸を改善する働きをもつ（図8）．

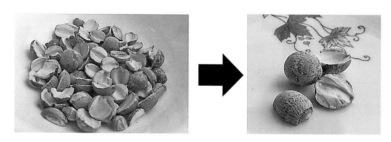

図8　乾燥した市販の蓮の実，鶏肉などと煮込むとよい．

8）〝薬〟が〝食〟であることに注意すること

　「食べる」ことで食欲を充たす．過剰な食物の摂取は五臓に負担をかける．食材は五臓六腑とつながり，冷やす，降す，発散させる働きをもつ．私たちが口に入れるすべての食材が五臓六腑に通じている．食材は〝薬〟にも〝毒〟にもなる．そのために五臓六腑が作る〝気〟や〝血〟の生成過程に与える影響は少なくはない．私たちは季節や体調を鑑みながら〝食〟に対する知識を深め，身体のもつ機能が最大に発揮できる〝食〟に注意する．過剰な飲食を避け，個々の体質や病証に適した食品を摂る．臓腑の働きを助けて負担をかけない〝食〟のとり方が必要である（表2）．

表2　〝食材〟の性質と五臓（一例）

食品名	性味	帰経
〝鬱〟を開いて〝気〟を巡らせる食べ物		
蕎麦	寒・甘・平	脾・胃・大腸
ジャスミン	温・苦・辛・甘	肝
金柑	温・酸・甘	肝・脾・肺
米酢	温・酸・苦	肝・胃
バラの花びら（玫瑰花 まいかいか）	微苦・温・甘	肝・脾
〝鬱〟から生じる熱を除く食べ物		
ウコン（鬱金）	辛・苦，涼	肝・心・胆
えんどう豆	甘・平	脾・胃
菊花	苦・甘・平	肝・肺
〝気〟を巡らせて詰まり除く食べ物		
大根	甘・辛・涼	胃・肺
タマネギ	温・辛・甘	心・脾・胃・肺
白ゴマ	大寒・甘	肺・脾・大腸
黒ゴマ	平・甘	肝・腎
〝気〟を巡らせて精神を鎮静させる食べ物		
ミント（薄荷）	辛・苦・涼	脾・肝・肺
牡蠣	平・微寒・鹹	肝・腎
小麦	涼・甘	心・脾・腎
ゆり根	涼・甘	心・肺
蓮の実	温・甘	心・脾・腎

【作図：王財源】

（王　財源）

文献

1）王財源：わかりやすい臨床中医臓腑学，第4版．医歯薬出版，東京．2020；34-37.
2）王財源：東洋医学における形神観について―こころと身体―．国際フォーラム人文学論集．大阪府立
大学人文学会．大阪．Vol.38,,2020；129-143.
3）王財源：美容と東洋医学．静風社，東京．2017；85-92.
4）王英整理：朱丹渓：丹渓心法（1481年校訂本，明成化17刊本），人民衛生出版社，北京．2005；
253-261.
5）畦五月：『食物本草』と『本草食鑑』の比較を通した食文化の相違とそれぞれの特徴について．日本調

理科学会誌. 2011；44（3）：238-245.
6）李時珍：本草綱目（校点本）人民衛生出版社，北京：2018；上巻220-225，下巻1518，1554，1796.
7）辰巳洋：薬膳素材辞典. 源草社，2006；51-76，187-188.
8）杉田浩一，平宏和，田島眞，安井明美・編：日本食品大辞典. 医歯薬出版，東京. 2008；96-97，146-149.
9）山﨑郁子：中医栄養学. 第一出版，東京. 2003；227-231.

2 ツボ呼吸法・ツボイメージ瞑想法・経絡乾布摩擦法

　ここでは，ストレスに強い心身づくりの方法として，①ツボ呼吸法，②ツボイメージ瞑想法，③経絡乾布摩擦法を用いた3つの方法について紹介する.

1）ツボ呼吸法

　呼吸は空気中から酸素を取り入れ，細胞の代謝の中で不要となった二酸化炭素を，体外に排出するガス交換のことであり，人は生きている間，自分自身の意識とは関係なく，生命を維持するため呼吸をし続ける. 現代医学においても，ようやく呼吸が，自律神経やメンタルの状態と，密接な関係があることが注目されるようになってきた. 一方，東洋医学では古来より，いち早く，さまざまな呼吸法が考案され利用されてきた.

　例えば，ヨガにおける呼吸法は「プラーナーヤーマ」とも呼ばれ，数多くの呼吸法が推奨されている[1]. また，日本においては座禅や柔道体操，中国・韓国においては気功法と，東洋医学の健康法では，呼吸の仕方を重要視している.

　ここでは，その呼吸法の中で，一般的に知られている腹式呼吸法に，ツボのイメージを加え，簡単に行える方法を紹介する. 図1のように，鼻から大きく空気を吸い込んで，その空気がへそ下3

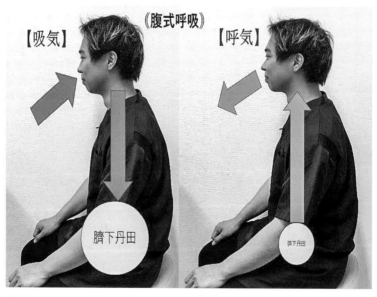

図1

寸（**図2**）の関元（臍下丹田）のあたりに位置する袋の中
に，空気が溜まるイメージを浮かべ，約3秒間，呼吸を停止
させる．その後，鼻からゆっくり呼吸を吐き出して，臍下丹
田に溜まった空気を少しずつ出していく．そして，すべて吐
き出した後，また同様の呼吸を始め，この方法を繰り返して
いく．

　一般的にストレスが加わったとき，呼吸は乱れ，肩で息を
する胸式呼吸になっているといわれている．本法はこれを腹

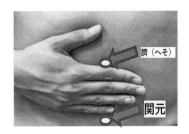

図2　関元の位置

式呼吸に戻す方法ともいえる．座位で簡単にできる方法であり，仰臥位でも可能である．気が付い
たときに，随時行い，習慣づける．

2）ツボイメージ瞑想法

　現在，世界中で注目されている瞑想法の一種にマインドフルネスがある．マインドフルネスと
は，「今，この瞬間の体験に対して，意図的に意識を向け，評価をせずに，とらわれのない状態で，
ただ観ること」である．マインドフルネスの実践により，ストレス軽減や集中力の強化などの効果
が得られるとされることから，21世紀に入り世界中で大きな注目を集めている．禅はこのマイン
ドフルネスに相通じるものがある[2]．

　ここではわが国において白隠禅師が提唱された軟蘇の法を基に，独自に，ツボイメージの概念を
取り入れた瞑想法を紹介する[3]．

　まず，座位状態で，腹式呼吸を行う．そして，**図3**に示す頭の天辺に位置する百会のツボ上に，
図4のように卵大程の大きさの柔らかいバター様のかたまり（万病に効果がある妙薬）がのってい
るイメージを浮かべてほしい．そして，そのバター様のかたまりが，少しずつ溶け出し，頭の中に

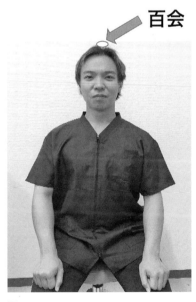

図3

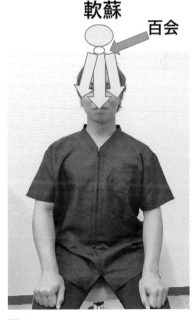

図4

流れ出していく．これにより，原因となるストレッサーがきれいに消えていくとイメージする．行った直後より，不快なストレスの感覚が軽減されていくことが実感できるはずである．

3）経絡乾布摩擦法

経絡学説では，身体には生命のエネルギーである「気」が経絡と呼ばれるルートの中を流れており，「気」が円滑に循環している状態を健康状態，そうでない状態を不健康な状態と捉えている．もし，「気」が円滑に循環していない場合，その反応は，経絡上に存在するポイントである経穴に圧痛や硬結等として現われる．そして，経絡，経穴を刺激することが不健康状態の是正につながる．

経絡乾布摩擦法は，異常が生じている経絡・経穴の状態を改善するために，日常より手軽に出来る，タオルを用いて経絡・経穴に摩擦刺激を与えることで，気の流れであるエネルギーの通行をスムーズにすることを意図している．

この方法はとても簡単で，約30 cmの少し長めのタオルを用いて（**図5**），朝起床後に，以下の図のゾーン①から⑱（**図6**）まで数字の順序に従って皮膚がやや赤くなる程度までこする．手で届

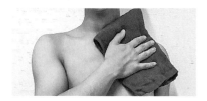

図5

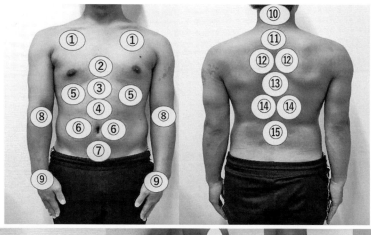

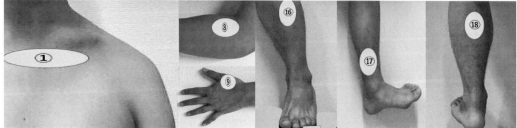

図6　経絡乾布摩擦の刺激部位

く箇所はタオルでそのまま摩擦し，手が届きにくい部位はタオルの両端を持ち摩擦を行うとよい．毎朝，実行することで皮膚刺激が経絡に影響し，内臓など生理機能のみならず心の調整や強化にも繋がって行くはずである．まさしく「健全なる精神は健全なる肉体に宿る」である．

（**本田泰弘**）

文献

1）栗田昌裕：栗田式超呼吸法．廣済堂．2005；37-38.
2）村木弘昌：健心・健体 呼吸法．祥伝社．2000；181-185.
3）ケン・ヴェルニ著，中野信子監訳：図解　マインドフルネス．医道の日本社．2016；6-49

③ 活命法（韓国式気功）

　最近ストレスの管理やケアの方法として東洋の伝統的な技法である気功や瞑想が注目されている．これまでこれら手法によりストレスの不安や抑うつを緩和するリラクセーション効果[1]，慢性疾患である高血圧[2]や糖尿病[3]，さらにがん患者への効果[4]が実証されて来た．

　ここで紹介するのは韓国式の気功である活命法である．活命法は韓国の民間で伝えられていた健康や自然治癒力を増進する方法である．東洋で伝承された気功と同様に，特別な設備を用いることなく実施でき，安全で，負荷の調節が可能である．そのため，初心者でも学びやすい．活命法のトレーニングは，姿勢を維持しながら呼吸をコントロールする静功活命法と，様々な動作をゆっくりと動かす動功活命法がある．また，動功活命法を十分行い体をほぐした後は，座って，呼吸を落ち着かせながら，深呼吸や座禅を行う．

1）実践的な活命法の動作と呼吸法

　実践的に活命法を用いたストレスを緩和とケアする方法を紹介する．まず，体を整えながら，呼吸を落ち着かせてから始める．心の準備ができた後にゆっくり体を動かす動功活命法を行う．体を動かす際には，呼吸が乱れないようにすることが必要である．様々な動作を行った後は席に座り，呼吸法を行う（**図1①〜⑦**）．

　①　足を整え，両手をへその下にもっていく．ゆっくり呼吸を整えながら，心の準備を整える．

　②　まず両足を自分の肩より広く開く．膝を曲げ，お尻を後ろに突き出す．この姿勢を馬法と呼ぶ．右手が上，左手を下に置く．続いて，両手を上下に動かす．最初は20回程度でゆっくり始める．

　③　馬法の姿勢を維持しながら，両手をあわせる．合わせた後は下半身は固定して，上半身のみ右から左へ，また左から右へゆっくりと20回程度動かす．

　④　馬法の姿勢のまま，両手をあわせる．このまま，下に向けて，足を曲げる．下に行けば行くほど，厳しくなるので，自分ができる範囲までで行えば良い．上下を20回程度行う．

　⑤　右の足を前に出して，左の足は後ろに伸ばす．体重は後ろの足に6，前の足に4の比例になるようにする．足をしっかりしてから，右手が上，左手を下に置く．この姿勢を大徒と呼ぶ．この

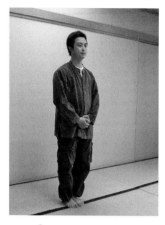
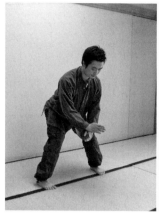
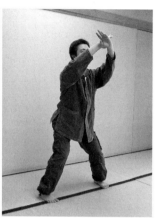

図1-①　　　　　　　　図1-②

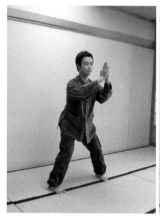
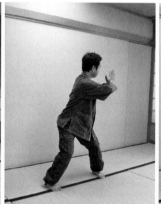
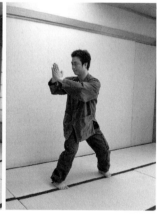

図1-③

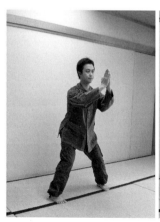
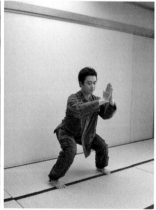
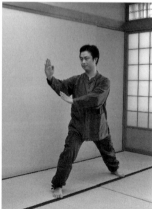

図1-④　　　　　　　　　　　　　　　　図1-⑤

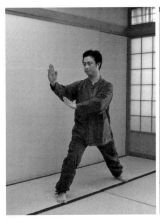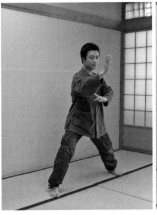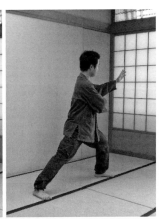

図 1-⑥

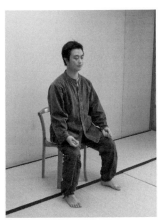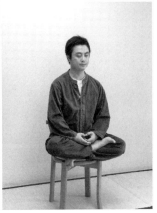

図 1-⑦

まま，20秒ぐらい姿勢を維持しながら，呼吸をゆっくり行う．右に姿勢を維持した後は左の方に同じように 20 秒間姿勢を維持する．

　⑥　大徒の姿勢で右から左へ，左から右へ体を動かす．足の場合は右足から左足への移動になるが，へそを中心とする．

　⑦　体を十分動かした後は，座って呼吸を整える．廊下あるいは椅子に座ってでも行うことができる．姿勢のポイントは背筋を伸ばすことである．また肩の力を抜き，緊張しないことである．さらに呼吸は，ゆっくり，深く，呼吸だけに集中して行うべきである．

　このトレーニングを，できれば週2〜3回，2〜3か月間続けて行うことを勧める．気功というものは即時の効果より，継続的に練習することで得られる効果がより多い．特にストレスケアあるいはマネジメントのためには，持続的な自主トレーニングが必要である．

2) 活命法が心身に及ぼす影響

　これまで活命法がストレスケアに及ぼす効果について実証的に検証して来た．動功活命法がストレスと関連するネガティブな気分の改善の効果を検討するために，大学生 30 名の参加者に対して 8 週間に渡り，週1回（30分間），定期的にトレーニングを行った．その結果，ネガティブな気分

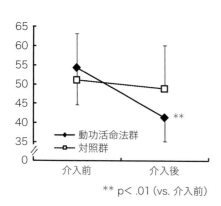

** p< .01（vs. 介入前）

図2　動功活命法が緊張-不安に及ぼす効果（金ら，2010a から再引用）

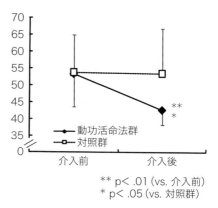

** p< .01（vs. 介入前）
* p< .05（vs. 対照群）

図3　動功活命法が抑うつ-落ち込みに及ぼす効果（金ら，2010a から再引用）

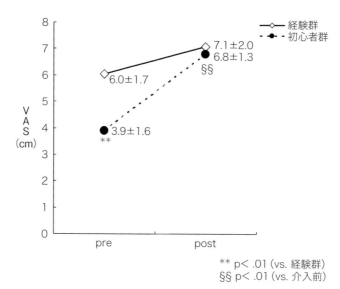

** p< .01（vs. 経験群）
§§ p< .01（vs. 介入前）

図4　活命法が主観的健康感に及ぼす効果（金ら，2010b から再引用）

である緊張，抑うつが緩和された[5,6]（**図2，3**）．また，活命法の教室に通っていた経験群7名と初心者群13名に対して，1回60分間のトレーニングを週1回の頻度で10週間行った．その結果，初心者の主観的健康感が有意に上昇し，経験群は維持された[7]（**図4**）．

3）日常生活の中でストレスケアのために活命法のユーチューブへ

　現在，福岡県久留米市で，実際に地域の住民が楽しく参加して活命法の教室を行っている．この教室へ参加ができないが，実践的に練習を行いたいと思う方に，ユーチューブのチャンネルを開設した．活命法の効果は，実践的に日常生活の中で行うことでその効果を実感できる．日常生活の中でストレスケアをしたいと思っている方は，ユーチューブ（Youtube）の検索に'活命法'のキーワードを入れる．または，blog.naver.com/kimeuiyeon2 に訪問すれば，活命法のトレーニングの内容が確認できる．

（金　ウィ淵）

文献

1) Oh, B., Choi, S. M., Inamori, A., Rosenthal, D., & Yeung, A： Effects of Qigong on Depression：A Systemic Review. *Evidence-based complementary and alternative medicine*, 2013；doi：10.1155/2013/134737.

2) Lee, M. S., Pittler, M. H., Guo, R., & Ernst, E.：Qigong for hypertension: A Systematic Review of Randomized Clinical Trials. *Journal of Hypertension*, 2007；25（8）：1525-32.

3) Kim, E., Lee, J. E., & Sohn, M.：The application of one-hour static Qigong program to decrease needle pain of Korean adolescents with Type 1 diabetes：A randomized crossover design. *Journal of Evidence-Based Complementary & Alternative Medicine*, 2017；22（4）：897-901.

4) Wayne, P. M., Lee, M. S., Novakowski, J. Osypiuk, K., Ligibel, J., Carlson, L. E., & Song, R.：Tai Chi and Qigong for Cancer-Related Symptoms and Quality of Life：A Systematic Review and Meta-Analysis. *Journal of Cancer Survivorship*, 2018；12（2）： 256-267.

5) 金 ウィ淵，堀内　聡，津田　彰：一過性の静功活命法が気分に与える影響. 健康支援，2008；10（2）：60-64.

6) 金 ウィ淵，堀内　聡，津田　彰：動功活命法の定期的トレーニングが気分に与える効果. ストレスマネジメント研究，2010；7（1）：33-38.

7) 金 ウィ淵，村田　伸，津田　彰：活命法の経験の有無が高齢者の立位保持能力と主観的健康感に及ぼす影響．行動医学研究，2010；15（2）：80-86.

④ 柔道・身体機能体操

　筆者の携わる柔道整復術は，その直接的な起源を天神真楊流柔術に求めることができる[1]．天神真楊流柔術の源流は楊心流柔術といい，江戸時代初期に福岡から始まった．楊心流柔術は武術としての兵法，武技に関すること，当身（殺法）と生息（活法）の理論および理論づけとしての医術（人体内蔵観），天地・身体の陰陽の概念をもとにした「易法」に関することを伝書や口伝で伝えている．柔術に東洋医学を伝授すべき技術として取り入れているのは，流祖が医術（東洋医学）を修行していたことに関係する．楊心流柔術の技術は真之神道流柔術（楊心流柔術から分派）で養生法と呪詛を加え，天神真楊流柔術に伝わった．

　こうした3つの柔術流派が伝わった江戸時代を医学史の観点で振り返ると，当時は様々な疫病がはやった時代でもあった．例えば1662（寛文2）年には長崎で乳幼児を中心に天然痘が流行したし[2]，1708（宝永5）年には，はしかが全国的に流行した．この時は将軍綱吉も死去している．また1822（文政5）年にはコレラが日本に侵入[3]，西日本で広まった．このほか，インフルエンザや赤痢などがたびたび流行り，そのたびに数千から数万人が亡くなった．このように江戸時代の人は常に感染症の不安にさらされていた．江戸時代の人々にとって，病や災厄で天命を全うできないことは最大の親不孝であった．病にならぬよう，生まれた時から本人も周囲も日常の養生に細かく気を配っていたのである．山村では庶民が医者にかかるのは病がよほど重くなった時であり，普段は薬屋が売る配置薬，鍼灸，あん摩などが主流となる一方，祈祷などの修験者も栄えた[4]．

　また，今日では新型コロナウイルスにより，不要不急の外出を制限されることとなり，ストレスの頻度はさらに高くなった．そのため，柔道整復術を基にした運動療法の実践を行っている．こう

した時代背景を踏まえ，改めて楊心流柔術から天神真楊流術に至るまでの技術伝承を東洋医学とセルフケアという視点で見てみる．

　具体的に，3流派に共通するもので当身（活法としての急所）の特徴を見てみる．これらの流派では，「松風」「村雨」「稲妻」「烏兎」「独鈷」「琢磨」「明星」「釣鐘」「雁下」「月影」「水月」などの名称で人体に急所が置かれている．これらの急所は活法としては溺死，怪我，縊死（首くくり），乱息（らんそく），毒当たり，急死，経死（けいし），寒之死（かんのし）などで蘇生術に利用されていた．

　例えば，「水月」*という体幹の中ほどに位置する当身であるが，楊心流柔術（極意奥義之巻）5)では次のように認識されている．

　「水月の性息は五臓の性気の生ずる性息，即天地の理の意義を現わすものに形どった三集（膀胱）と，五臓六腑の根元を現わす神父の性息此れ水月の性息なり．陰陽の和，天地の中，人間の中脘に定まる性息の事なり．前鬵八枚目（ぜんかつ）（前胸部第8肋骨か）に当たる鳩尾先なり，星光と日月の間，温水と寒水こ の間に巡息止まるべし．これによって経絡止まって巡環する事なり難し．性息六根六腑を助け，五体五臓を透すべし」．

　このように，楊心流柔術の系譜は当身・活法の技術を中心として陰陽五行思想が色濃いことが分かる．それは陰陽五行思想を根本理論とする医術と楊心流柔術が密接な関係にあったことによるものといえる．

　以下では，ストレスケアの実際として現代の柔道整復の関わる柔道体操と患者さんへ指導する運動を紹介する．

1）柔道体操（健康柔体操より）6)

（1）両手突き（図1）

① 前下突は身体を前に曲げながら膝は曲げずに突く．

② 後突は上体を反らして突く．

③ 両手下突は脇を開いて下に向けた両拳を，膝を曲げながら突く．

④ 両手上突は背伸びをしながらかかとを上げて真上に突く．

⑤ いずれも息を吐きながら4つの動作をゆっくりと2セット行う．

（2）水平の形（図2）

① 両足を肩幅より広く開いて立つ．片手を腰に片手掌を上に向けて側方に開く．

② その手を内懐に入れるように返しながら円を描くように膝をやわらかく利用して回していく．

③ ゆっくりと同じ動きを3回から5回程度行う．逆側も同様にして行う．

（3）心の鏡みがき（図3）

① 足を肩幅に開いて腕を自然に下げた姿勢で立つ．下げた両腕を体の前で重ねるように挙げていく．図のように手掌を前に向けるようにする．

② その状態から鏡を磨くように半円を描きながら上方に広げていく．その際に十分に息を吸う．（力み過ぎないように注意）

---

*水月は楊心流柔術では極意大事の殺とされる．水月は胃と脾の間にあたる．五臓六腑・陰陽の中心（神父）にあたるため，この当たりが止まると活生（蘇生）は難しい．

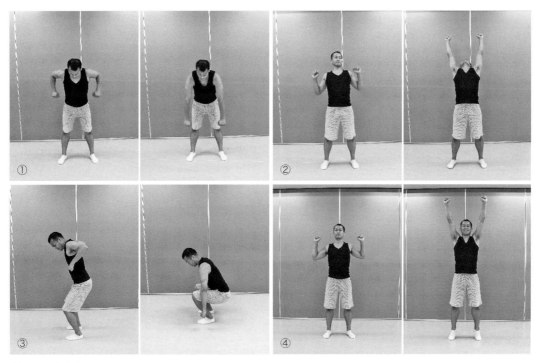

図1　両手突き

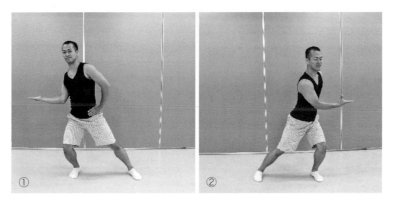

図2　水平の形

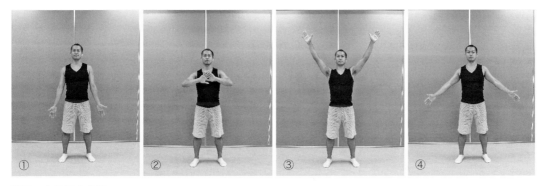

図3　心の鏡みがき

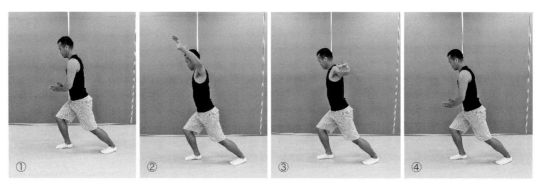

図4 鳥の形

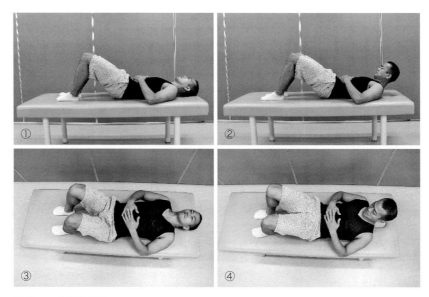

図5 へそ覗き運動

③ 元に戻るように腕を下げながら息を静かに吐いていく. 3回から5回を目安に行う.

(4) 鳥の形（図4）

① 片足を半歩前に踵から踏み出す. 体の前に両手を揃えて出す.

② 踏み出した足に体重を乗せていく. 両手を大きく鳥が羽をひらくように開きながら息を吸う

③ 十分に吸ったら羽をたたむように静かに両手を元に戻しながら息を吐いていく.

④ 体重も足を戻しながら元の位置に戻す.

⑤ 左右を行い1セットとする. これを2セット位続ける.

2) へそ覗き運動（図5）

① 力を抜いた状態で仰向けになり, 膝を曲げ, 手を臍部にあてる.

② ゆっくり骨盤を上げていき, その姿勢を保ちながら5秒程度, 首から臍を覗く.

③ これを5回程度行う.

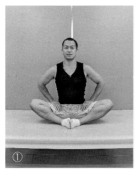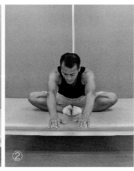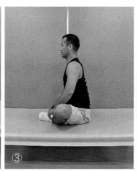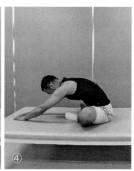

図6　坐位の姿勢で体幹の前屈運動

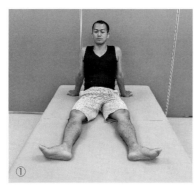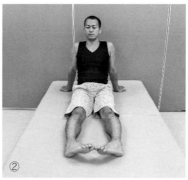

図7　下肢の内旋・外旋運動

3）坐位の姿勢で体幹の前屈運動（図6）

① 床に座り，両膝を曲げ，両足裏をつけて，できるだけ両脚を体に引き寄せる．
② 次に体を前に倒し，できるだけ床に近づける．
③ 息を吐きながら6秒静止を3～5回繰り返す．

4）下肢の内旋・外旋運動（図7）

① 両足を伸ばし，少し広げた状態で座る．
② その状態から両足首を大きく内⇔外へ捻る．（正面から足底をみると，ワイパーのような運動となる）
③ この運動を10回2セット行う．

5）側臥位にて股関節の外転と屈曲–伸展運動（図8）

① 運動する側を上にして横向きに寝る．
② 運動する側の足を4秒かけてゆっくり側方に上げていく．
③ 上がりきった所で3秒止める．
④ ゆっくり4秒かけて下ろしていく．

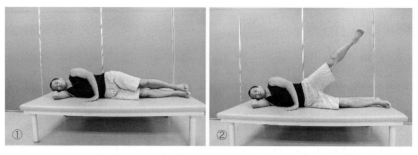

図8　側臥位にて股関節の外転と屈曲・伸展運動

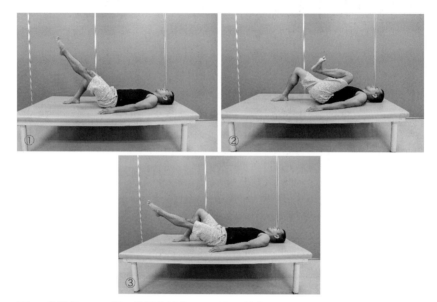

図9　仰臥位にての股・膝関節屈曲および足関節背屈運動

⑤　この流れを 10 回 2 セット行う.

※高く上げることよりも，真横に上げるように意識する．また股関節の外側に力がはいっていることを意識する.

6）仰臥位にての股・膝関節屈伸および足関節底背屈運動（図9）

①　仰臥位にて運動する下肢を伸展した状態で 45°程度上げる．反対側の下肢の膝は屈曲した状態にする.

②　運動する膝の屈曲と股関節の屈曲を行う（この時，足関節は背屈位とする）.

③　屈曲した膝と股関節の伸展を行い，同時に足関節を底屈する.

④　反対側も同様に 10 回程度ずつ行う.

7）広背筋のストレッチ（図10）

①　ストレッチマットなどの上に背筋を伸ばしてあぐらで座る.

②　両手を上げ，右手で左手の手首をつかむ.

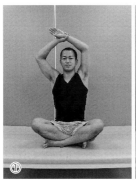
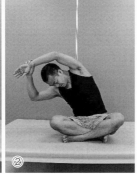

図 10　広背筋のストレッチ

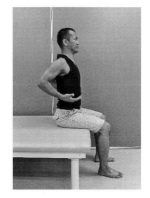

図 11　前鋸筋のストレッチ
　　　（坐位姿勢）

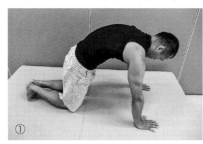
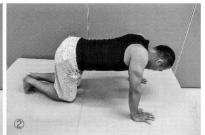

図 12　前鋸筋のストレッチ（四つ這い姿勢）

③　その後，ゆっくり右側に倒し，10秒程度とめる．

④　元に戻し，左側も同様に行う．

8) 前鋸筋のストレッチ

(1) 坐位姿勢（図11）

①　肘を曲げて後ろに引く動作を行う．

②　この時に，胸を張ることを意識して行う．

③　①・②を10〜20秒，10回程度行う．

(2) 四つ這い姿勢（図12）

①　床に四つ這いの姿勢を取り，床に手を押し付ける．

②　その姿勢から，背中を大きく曲げる動作を行う．

③　その後，ゆっくりと体を下げて行き，肩甲骨を寄せていく．

④　②・③の動作を10回程度行う．

9) 菱形筋のストレッチ

①　手を交叉して膝裏をつかみ，背中を丸める（**図13**）．

②　手を組んで，背中を丸めて前に突き出す（**図14**）．

③　①・②を30〜60秒かけて，10回程度行う．

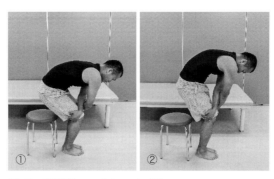

図13　菱形筋のストレッチ（1）

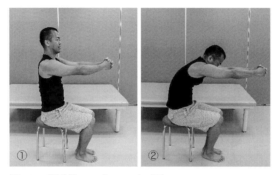

図14　菱形筋のストレッチ（2）

　以上，柔道整復の体操を紹介してきた．これらの体操で共通して重要な点は呼吸法にある．

　呼吸を行うには，鼻腔から徐々に空気を入れ，最初は横隔膜で静かに腹部の臓器を圧しながら腹を張らせる．そして次第に吸い込むにしたがって胸郭を開き，胸腔全体に空気を充満させるイメージで行う．最後に腹を少し引っ込めて胸郭に支柱を与えるようにし，肺尖部まで空気を入れる．しばらくそのままにし，次いで鼻（あるいは口）から緩やかに空気を吐くと同時に胸郭と腹部を自然に緩め絞るようにする．呼吸中は一切物を案じず気力を臍下丹田に集め，下腹部に力を入れるが，あまり強く入れることに集中し過ぎてもいけない．

　腹部の臓器が腹壁と横隔膜とにより交互に圧されるように呼吸をすることで，腹部を中心として空気が体の全面に渡り，血行が盛んになる．こうした呼吸法により，全身の血液の循環が良好となり細胞は「気」の刺激によって活力を得る．

　古流柔術では，戦闘の場において終始自身が主導的な働きを保つために，全身の集約点として下腹部（丹田）の重心から体の安定を求めてきた．これを柔術の技術的原理だけでなく内面的に言い表したものとして「気」がある．古の柔術家は「心を載せて形を御するものは気なり」とし，相手と自分のリズムを合わせることを「柔」といった．これは東洋医学における陰陽五行とも通じる．柔術ではこれらの力を養うための方法として呼吸法のトレーニングも行っていた．呼吸法にはいくつか方法があるが，柔道整復師の関わる体操では日常，人間が心労や疲労などのために不自然となった呼吸を改め，自然にかなった呼吸法をすることが最も重要となるのである．

（樽本修和）

文献

1）今村嘉雄：日本武道全集・5　柔術・空手・拳法・合気術．人物往来社．1966：385-441.

2）長崎県医師会ホームページ：長崎県の医療史．（http://www.nagasaki.med.or.jp/about/history_01.htm）

3）富士川游：日本医事年表，日本医学史　決定版．眞理社．1952：57.

4）新村拓：日本医療史．吉川弘分館．2006：124-143.

5）作者不明：極意奥儀之巻．年代不明．（大分県大分市下市町，菅野経示氏所蔵．長谷川哲郎：楊心流家系と「当て身，生かし」の理論及び医術について―楊心流研究（其の四）―．大分県地方史．1970：57：20-36．所収．）

6）公益財団法人　柔道整復研修試験財団：健康柔体操2013．2013.

索　引

経穴名：細Ｇ

【編著者略歴】

津田 彰（つだ あきら）

茨城県水戸市生まれ．1974 年上智大学文学部教育学科卒業．1980 年久留米大学医学部薬理学講座助手．1986 年久留米大学医学博士．1989 年同・講師．1992 年久留米大学文学部人間科学科（2002 年心理学科改組）教授．1994 年英国ロンドン大学セント・ジョージ医学校客員教授．2005 年米国ロード・アイランド大学客員教授．2007 年日本健康支援学会会長．2012 年日本行動科学学会会長．2013 年インドネシア・チプトラ大学客員教授．2021 年帝京科学大学大学院医療科学研究科教授，久留米大学名誉教授．現在に至る．

研究テーマはストレスと健康への生物心理社会学的アプローチ（フィールド-実験統合的研究），地域・学校・職域におけるストレスマネジメントとヘルスカウンセリング，ヘルスプロモーション実践（保健行動科学的介入）など．

本田泰弘（ほんだ やすひろ）

広島県広島市生まれ．1982 年明治鍼灸短期大学（現・明治国際医療大学）鍼灸学科卒業．1982 年岡山大学医学部付属病院麻酔科・蘇生科疼痛外来鍼治療担当．1990 年日本指圧専門学校卒業．1992 年筑波大学理療科教員養成施設卒業．1992 年日本指圧専門学校教員．2005 年人間総合科学大学人間科学部人間科学科卒業．2007 年九州大学大学院医学系学府医療システム学分野研究生．2007 年福岡天神医療リハビリ専門学校・鍼灸学科長．2012 年久留米大学大学院心理学研究科後期博士課程修了．2016 年久留米大学 博士（心理学）．2017 年九州看護福祉大学・看護福祉学部・鍼灸スポーツ学科教授．2021 年九州看護福祉大学大学院・看護福祉学研究科・健康支援科学専攻教授 研究指導教員．現在に至る．

研究テーマは鍼灸医学を応用したセルフケア，鍼灸とメンタルヘルス，ペインクリニック領域における鍼灸，スポーツ鍼灸など．

東洋医学を応用した
ストレスケアの実際　ストレス科学との連携と協働

2021年6月25日　第1版　第1刷発行

編著者　津 田　　彰
　　　　本 田　泰 弘
発行者　竹 内　　大
発行所　錦 房 株式会社
　　　　〒 244-0002　横浜市戸塚区矢部町 1865-8
　　　　TEL/FAX　045-871-7785
　　　　http://www.kinfusa.jp/
　　　　郵便振替番号 00200-3-103505

© kinfusa, Inc., 2021.　〈検印省略〉　　　　　印刷／製本・真興社

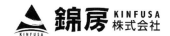